上海市老年教育普及教材

上海市学习型社会建设与终身教育促进委员会办公室

上海老年教育
Shanghai Senior Citizens' Education

老年人脑卒中100问

（第二版）

U0657158

科 学 出 版 社

北 京

本书编写组

编　　著：耿介立

丛书策划

朱岳桢　杜道灿

前　言

　　根据上海市老年教育"十二五规划"提出的实施"个、十、百、千、万"发展计划中"编写100本老年教育教材，丰富老年学习资源，建设一批适合老年学习者需求的教材和课程"的要求，在上海市学习型社会建设与终身教育促进委员会办公室、上海市老年教育工作小组办公室和上海市教委终身教育处的指导下，由上海市老年教育教材研发中心会同有关老年教育单位和专家共同研发的"上海市老年教育普及教材"，共100本正式出版了。

　　此次出版"上海市老年教育普及教材"的宗旨是编写一批能体现上海水平的、具有一定规范性、示范性的老年教材；建设一批可供老年学校选用的教学资源；完成一批满足老年人不同层次需求的、适合老年人学习的、为老年人服务的快乐学习读本。

　　"上海市老年教育普及教材"的定位主要是面向街（镇）及以下老年学校，适当兼顾市、区老年大学的教学需求，力求普及与提高相结合，以普及为主；通用性与专门化相兼顾，以通用性为主。编写市级普及教材主要用于改善街镇、居村委老年学校缺少适宜教材的实际状况。

　　"上海市老年教育普及教材"在内容和体例上尽力根据老年人学习的特点进行编排，在知识内容融炼的前提下，强调基础、实用、前沿；语言简明扼要、通俗易懂，使老年学员看得懂、学得会、用得上。教材分为三个大类：做身心健康的老年人；做幸福和谐的老年人；做时尚能干的老年人。每个大类包涵若干教材系列，如"老年人万一系列"、"中医与养生系列"、"孙辈亲子系列"、"老年人心灵手巧系列"、"老年人玩转信息技术系列"等。

"上海市老年教育普及教材"在表现形式上，充分利用现代信息技术和多媒体教学手段，倡导多元化教与学的方式，创新"纸质书、电子书、计算机网上课堂和无线终端移动课堂"四位一体的老年教育资源。在已经开通的"上海老年教育"App上，老年人可以免费下载所有教材的电子版，免费浏览所有多媒体课件；上海老年教育官方微信公众号"指尖上的老年学习"也已正式运营，并将在2015年年底推出"老年微学课堂"，届时我们的老年朋友可以在微信上"看书"、"听书"、"学课件"。

"上海市老年教育普及教材"编写工作还处于起步阶段，希望各级老年学校、老年学员和广大读者提出宝贵意见。

上海市老年教育普及教材编写委员会
2015年6月

编者的话

据上海市民政局、上海市老龄办、上海市统计局联合发布的上海市老年人口统计情况显示，截至2012年12月31日，本市户籍60岁及以上的老年人口占全市户籍总人口的25.7%，达367.32万人。其中，70岁以上人口占46%。人的寿命延长了，是个可喜现象，但许多老年人带病生活的状态告诉我们，老年人需要延长寿命，但更需要的是提高生命质量。因此，对老年人及其家庭来说，就要充分重视对疾病的防控，增强自身的健康意识，掌握保健知识，做到防病于未然，治病于早期，不死于无知，从而使人口老龄化提升到健康老龄化。

近年来，上海的健康教育工作内容丰富，亮点突出，富有成果。2012年，上海市民健康素养的总体具备率已经达到了14.38%，列全国前茅。2013年上海市卫生局局长徐建光提出"2013年卫生部门还要促进与多部门合作和交流，完善健康教育的工作网络，拓展健康教育工作领域，增加健康教育的覆盖面"。策划并出版本套以老年人为读者对象的"老年人常见病100问"丛书，正是上海市教委参与市民健康教育，促进健康老龄化的公益性举措，是上海健康教育工作的一个组成部分。

在本套丛书的策划和编写过程中，民盟上海市委给予了大力的支持和帮助，民盟市委社会服务部和民盟上海申康医院发展中心委员会邀请和组织了上海部分市属医院的专家在百忙之中承担了书稿的撰写工作，这里谨致以崇高的敬意和衷心的感谢。

健康教育工作是一项长期的系统工程，需要理论的探索和实践的总结，我们希望本套丛书的出版，能对老年人增加健康知识，提高疾病防控能力，提升生命质量起到积极的促进作用。

医生简介

耿介立，上海交通大学医学院附属仁济医院神经科副主任医师，现任上海医学会脑电图及神经电生理专业委员会委员。近年来，主要从事脑血管疾病研究，着重于危险因素、二级预防、血脂与他汀领域的研究。长期参加脑卒中和癫痫（癫痫）门诊的工作。先后发表脑血管疾病相关论文十余篇，参与编写《实用神经病学》（第三版）。

专病门诊：周二下午（2周一次），上海交通大学医学院附属仁济医院（东院）。

专家门诊：周一下午。

目　录

3 求诊指南　　　85

1

认识脑卒中

　　脑卒中是一种脑血管疾病，俗称脑中风。它是由于凝血块堵塞血管，或血管狭窄，或血管破裂等原因引起脑血流障碍，导致脑组织损伤，出现突发的、暂时的或永久的障碍，轻则感觉异常、肢体偏瘫，语言的理解和表达困难；重则丧失意识，危及生命。

　　脑卒中是一种高发病率、高致残率和高病死率的疾病。据世界卫生组织的官方数据显示：每年全球有1 500万人患脑卒中，其中有500万患者因此而失去生命，而另外高达500万的脑卒中患者从此丧失独立生活的能力。更可怕的数据显示全球每6秒就有一个人死于脑卒中，6个人中有1人会在他的一生中患脑卒中。因此脑卒中高居全球疾病死因榜的第3位，仅次于心脏病和肿瘤。虽然各个年龄段的人都有可能患脑卒中，但老年人更易患上这类疾病，2/3的脑卒中病例发生在65岁以上的人群中。而且老年人患脑卒中的病死率更高，它是60岁以上老年人的第二大死因。

　　脑卒中在我国的情况更让人担忧。随着人口老龄化和生活方式的变化，吸烟和高血压患者的增加，脑卒中的发病率不断上升，排名世界第一，比美国高出一倍。我国第三次国民死因调查（2006年）结果表明，脑卒中已超过恶性肿瘤和心脏病成为我国城乡居民死亡原因之首。

1.1 脑的结构、功能和血供

　　脑卒中是一种脑血管病，为了解脑卒中的发病机理，我们先要知道脑的结构、功能和血供情况。

1.1.1　脑的结构及其功能

人脑就好像是身体的总司令,它控制着我们所有的活动。虽然,身体的每个部位都有其不同的功能,但它们每时每刻都在大脑的指挥下互相联系,互相配合,使我们能够顺利地进行日常活动。例如在清晨,您睁开眼睛,伸一个懒腰,穿上衣服,看到窗外明媚的阳光,深吸一口气,愉快地开始了新的一天。您是否知道这些最平常、最普通的动作都是大脑指挥不同部位器官默契配合的结果?

整个人脑的结构像一个长满皱纹的球状体,主要分4部分:大脑半球、间脑、脑干和小脑。它们的外面是起保护作用的脑膜。

1. 大脑半球

人脑中最大的一部分,它分成左右两个半球,并通过一个叫胼胝体的结构互通信息。通常,身体一侧的信息是由对侧大脑半球控制的。大脑半球分为4个脑叶,即额叶、顶叶、枕叶和颞叶。额叶赋予我们运动、思考、计划和解决问题的能力。顶叶传递了感觉信息,它的活动使我们能够感受气温的变化、食物的美味、丝绸的光滑等。枕叶就好比图像处理中心,通过它,我们用眼睛看到的图像才能被感知。颞叶好似一个大型的"U盘",是我们的记忆存储库,同时它也参与嗅觉、味觉和声音信息的部分处理。埋在两侧大脑半球深部的两侧有一个重要的神经核团叫基底节(或称基底核),主要协调运动和肌张力。而影像学(头颅CT或核磁共振)中的"基底节区"包括基底节及其周围白质、内囊区域。内囊是大脑皮层与下位脑干及脊髓联系的中间站,各种运动和感觉神经纤维均由此经过。此处的病损会造成临床明显且典型的症状。

2. 间脑

间脑位于脑的深部，在脑干的上方，主要的结构包括丘脑、下丘脑和海马。丘脑是感觉传导的接替站，它把获得的感觉信息（除嗅觉外）传给大脑半球；海马把记忆信息输送给大脑储存起来，在我们需要的时候及时取出。它们两个就好比排球队中的二传手，将特定的信息传到大脑半球的相应部位，从而完成日常的功能。下丘脑控制我们的情感，我们的喜怒哀乐就源于它的作用。

3. 脑干

脑干位于人脑的中央，占据的面积虽小，却控制着我们最基本的生命活动——心跳、呼吸和血压。此外，它还和我们的睡眠息息相关。

4. 小脑

小脑位于人脑的后部，它主要分管平衡，但它还需要眼睛、耳朵、骨骼和肌肉的帮助。比如生活中你一定曾感觉到，闭着眼睛走路不太稳，这就是眼睛参与平衡维系的实例。

1.1.2 脑的血供

血液中富含氧和其他营养物质，它连续不断地为大脑提供生存的必需品。研究发现，血液供应只要终止短短几分钟，就足以出现脑组织的损伤。所以，一旦发生脑缺血，就必须及时救治，一刻也不能延误！当然，脑血流量必须符合大脑的需要，供应太多就会挤压脑组织，也会造成脑部的损伤。为了保证血液供应的稳定，大脑有自动调节的功能。同时我们的血管是有弹性的，大脑通过控制这种弹性来调节血管的管径，控制脑血流量的恒定。当然，这种调控有一定范围，超出一定的范围，它就无能为力了。

脑的血液供应主要来自颈内动脉系统和椎-基底动脉系统（图1-1）。

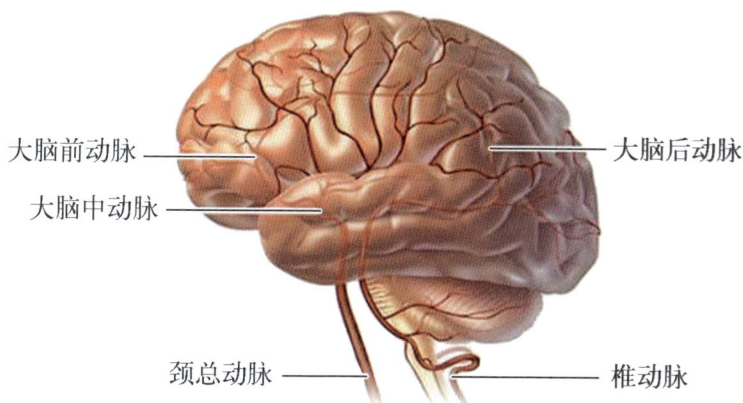

图1-1 颈内动脉系统与椎-基底动脉系统

1. 颈内动脉系统

颈内动脉起自颈总动脉，主要分支有眼动脉、脉络膜前动脉、后交通动脉、大脑前动脉和大脑中动脉，主要供应大脑半球前面3/5的区域，包括额叶、颞叶、顶叶和大脑深部的部分组织。

2. 椎-基底动脉系统

两侧椎动脉经枕骨大孔入颅后汇合形成基底动脉，主要分支包括小脑后下动脉、小脑前下动脉、脑桥支、小脑上动脉、大脑后动脉，主要供应大脑半球后面2/5区域，包括枕叶、颞叶的基底面、丘脑、小脑和脑干在内的部分组织。

动脉粥样硬化性闭塞或栓子阻塞血管会造成局部脑组织的缺血性坏死。当然人脑血管的结构也非常智慧，左右两侧之间，颈内动脉和椎动脉之间通过一些交通动脉互相连接，以便互相帮助，在脑血供发生障碍时起到一定的调节作用，但这是有限度的。

大脑的血管除了动脉还有静脉和毛细血管，但发生脑卒中主要还是源于动脉的病变。

1.2 脑卒中的症状

脑卒中的症状是突然发生的，通常表现为运动障碍、语言障碍、感觉障碍、共济障碍和头痛，此外还有意识障碍、记忆障碍、吞咽障碍、眼部症状、癫痫发作、不自主动作等。脑卒中症状的严重程度与病灶的大小及损伤部位相关。

1.2.1 运动障碍

这是卒中最常见的症状，也是最容易被患者识别的症状。当一侧下肢无力时，患者的行走功能会受到影响，轻者表现为行走偏斜或失去平衡，重者则会摔倒，不能行走。当上肢无力时，可能出现上肢远端，也就是手的功能缺损，常表现为手不灵活了，变笨拙了，影响持筷，系纽扣等日常较精细的动作。严重时，整个上肢从肩膀到手指可能完全无法移动。面部肌肉无力时则会造成面瘫，即脸向一侧歪斜，在笑、张嘴等面部动作时，这种歪斜更明显。

1.2.2 语言障碍

当脑卒中病灶累及语言中枢时，患者虽然神志清晰，但语言交流出现障碍。绝大多数人的语言中枢在左侧大脑半球，少部分左撇子的语言中枢在右侧半球。语言中枢损伤而导致的语言障碍，称之为"失语"。患者的语言交流困难可以是运动性失语（即语言表达困难），也可以是感觉性失语（即语言理解障碍），另有表现为失读（不能阅读）或失写（即不能写字）。

1.2.3　感觉障碍

　　感觉障碍包括感觉减退、感觉过敏、感觉异常和感觉倒错。脑卒中患者常表现为一侧上、下肢体感觉障碍,有时包括同侧或对侧面部的感觉减退,患者对冷热、疼痛的感知减退,甚至感觉消失。体检时,医生通过针刺患者的患肢,并与正常侧对比来判断感觉障碍的分布。部分患者还会伴有偏侧的自发性疼痛。

1.2.4　共济失调

　　共济失调即患者运动时动作笨拙而不协调。最常见的是小脑性共济失调,表现为站立不稳,走路时步基加宽,左右摇晃,不能沿一条直线行走,步态蹒跚,所以又称醉汉步态。此类患者还常伴有眩晕(头晕伴旋转感)、呕吐等症状。由于动作不协调也会影响到日常较精细动作的完成,因此患者虽然肌力正常,但不能完成穿衣,持筷,系纽扣,书写等动作。

1.2.5　其他症状

　　部分患者还可能出现头痛、意识障碍、记忆障碍、吞咽障碍、眼部症状、癫痫发作和不自主动作。

1.3　脑卒中的危险因素及控制

　　当我们要想预防一种疾病时就必须先了解这个疾病的危险因

素。所谓危险因素,是指增加疾病发生可能性的因素,当该因素消除时,疾病的发生概率也随之下降。

无论年龄和性别,任何人都有脑卒中的危险性。但是不同的人具有不同的危险因素,因此发生脑卒中的风险也有差异。目前可以肯定的是:脑卒中是可以预防的,而其预防的关键在于对危险因素的认识和控制。脑卒中的危险因素分为可预防的和不可预防的两类,前者包括可治疗的一些疾病和可改变的生活方式(表1-1)。不可预防的危险因素包括年龄(>55岁),性别(男性较多),有脑卒中的家族史或之前有脑卒中病史。我们应积极控制可预防的危险因素,减少脑卒中的发病或复发。

表1-1　脑卒中的危险因素

可治疗的危险因素	可改变的行为危险因素
高血压	吸烟
房颤	饮酒
高血脂	静坐生活
糖尿病	肥胖
动脉硬化	
心脏疾病	

2

老年人脑卒中知识100问

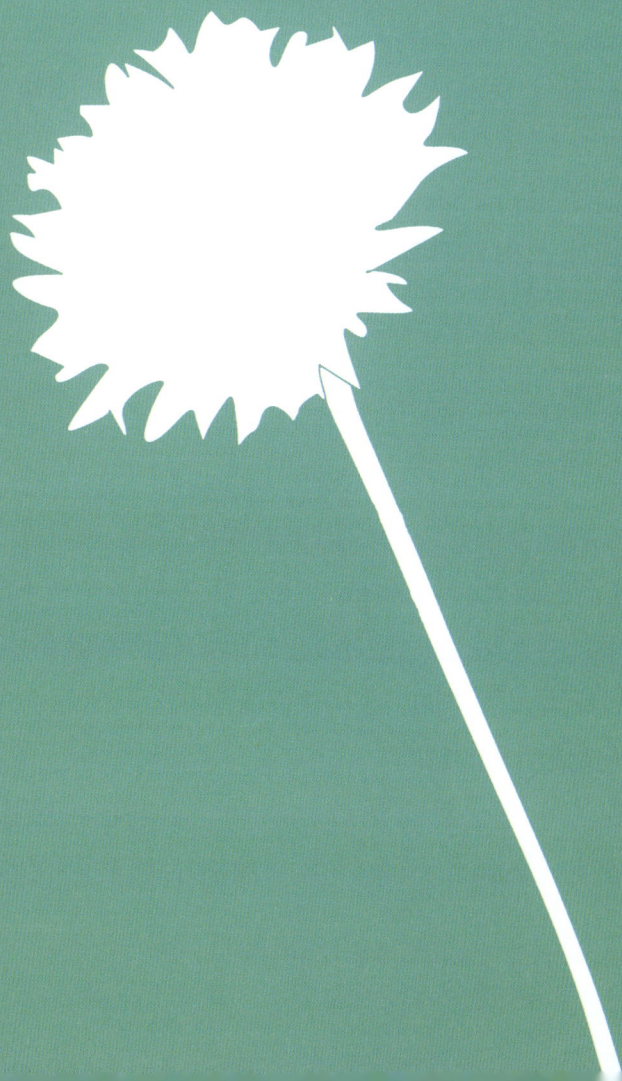

2.1 什么是脑卒中？

医学上所称的脑卒中又称脑血管意外，是指各种原因造成脑血流障碍导致脑功能突然出现暂时或永久的损伤。临床表现为急性起病、迅速出现的局限性脑功能缺失征象（包括身体一侧的肢体活动受影响，语言的理解或表达困难等）。脑卒中在我国俗称脑中风，所以脑卒中和脑中风指的是同一种病。

2.2 脑卒中有哪些类型？

脑卒中的分类方法较多，但也可以简单地将脑卒中分成两大类：缺血性脑卒中和出血性脑卒中。缺血性脑卒中占85%，而出血性脑卒中占15%。缺血性脑卒中主要包括短暂性脑缺血发作和脑梗死。出血性脑卒中主要包括颅内出血和蛛网膜下腔出血。

2.3 当确诊脑卒中后，如何积极面对？

很多人对脑卒中有一个认识上的误区，认为一旦发生了脑卒中，就意味着生活的破灭，自己就成了残废，其实脑卒中有不同的种类，损伤的部位和大小不同，预后也不同，所以不是所有脑卒中患者都出现明显的运动或语言障碍的，部分患者的症状是非常轻微的，本身不会对日常生活造成明显的影响。

其次脑卒中是一种可治疗的疾病。目前已经证实一些药物，比如溶栓药物（重组组织型纤溶酶原激活剂）、阿司匹林等，在急性期使用,能够减轻脑组织的进一步损伤,改善患者的临床症状,从而减少日后对日常生活能力的影响。

即使部分患者在急性期后有明显的运动、语言等后遗症,仍可通过康复锻炼获得一定程度的恢复,从而减轻对日常生活的影响。而患病后的抑郁或焦虑情绪会影响患者的康复。

总之,一旦发现有脑卒中的症状,或者有疑似脑卒中的症状就要尽早就医。明确诊断后就要积极配合医生进行药物和康复治疗,切不可灰心丧气,这才是上上之策。

2.4 什么是脑卒中的一级预防和二级预防?

疾病预防,又称疾病干预,旨在降低疾病的发生风险,包括一级预防和二级预防两个层面。

一级预防是指通过各种措施使健康人群远离疾病,二级预防是指已经发生了某一疾病,通过一定的干预手段预防疾病的复发。

对于脑卒中而言,一级预防就是预防脑卒中的首次发病,干预措施包括:

（1）筛查各种可治疗的脑卒中的危险因素,包括高血压、糖尿病、高血脂、心脏病、颈动脉狭窄等。

（2）对存在的危险因素进行治疗,例如使用降压、降糖药物等。

（3）健康宣教,养成良好的生活方式,戒烟,对饮酒者建议适度饮酒,清淡饮食,定期体育锻炼。

脑卒中的二级预防就是防止脑卒中的复发,干预措施包括:

（1）对已发生脑卒中的患者进行必要检查,明确病因,选用合理的二级预防药物,例如阿司匹林或华法林等。

（2）筛查并且控制各种脑卒中的危险因素，定期进行监测和随访。

（3）改变不良生活方式。

2.5 没有高血压、糖尿病史的体健老人为何也会患脑卒中？

首先，高血压和糖尿病的确是脑卒中的危险因素，但是没有高血压或糖尿病的人并不是没有脑卒中的风险。其实年龄就是脑卒中的一个很重要的危险因素。据统计，约2/3的脑卒中发生在65岁以上的老年人群中。这是因为随着年龄的增加，动脉逐渐失去弹性，脂质沉积，进一步导致动脉粥样硬化。

正因如此，老年人应该格外注意脑卒中的预防工作。除了关注最常见的高血压、糖尿病外，还需要检测空腹血脂、排查心脏疾患、做颈动脉超声检查有无血管斑块等。同时还要注意养成健康的生活方式，包括戒烟、限酒、清淡的低盐、低脂饮食、减轻体重、规律的运动锻炼等。只有这样才能降低随年龄不断增加的动脉粥样硬化的风险，也就降低了脑卒中的发病率。

2.6 性别与脑卒中发病有什么关系？

年龄和性别是脑卒中的两个不可干预的危险因素。从总体看，脑卒中的发病率是男性高于女性，但世界各国的研究都普遍存在明显的差异，2009年的一项研究纳入了19个国家的相关数据，显示男性的脑卒中发病率比女性高33%。但这种差异随着年龄的增长逐渐缩小，甚至70岁以后，女性比男性更容易患脑卒中。

2.7 怎样知道自己是否是卒中高危者？

脑卒中的危险因素前文已有说明。许多人也想知道自己是否属于脑卒中的高危人群。其实对患脑卒中的可能性有各种评价体系。这里介绍一种较为简单的评价方法,是美国国立中风学会推荐用于患者教育的中风危险评分卡(表2-1)。

表2-1 中风危险评分卡

危险因素	高 危	中 危	低 危
血压	＞140/90 mmHg 或不详	120~139/80~89 mmHg	＜120/80 mmHg
房颤	不规则心律	不知道	规则心律
吸烟	目前吸烟	正在戒烟	不吸烟
胆固醇	＞6.21 mmol/L或不详	5.18~6.19 mmol/L	＜5.18 mmol/L
糖尿病	是	临界	无
运动	平时基本不活动	有些运动	每天规律运动
体重	超重	略微超重	正常体重
中风家族史	有	不确定	无
总计			
高危选项≥3项:建议立即开始预防中风。			
中危选项4~6项:是一个好的开始,但需要着手降低中风的风险。			
低危选项6~8项:说明您的中风危险因素控制得很好。			

2.8 父母患脑卒中是否会遗传给子女?

有一种类型的脑卒中,即伴皮质下梗死和白质脑病的常染色体显性遗传性脑动脉病(CADASIL),是一种遗传性小动脉疾病,其典型的临床表现为:偏头痛、反复的缺血性脑卒中或短暂性脑缺血发作、痴呆。由于该病是常染色体显性遗传,所以患者的子女有50%的患病率。

其他类型的脑卒中虽不是遗传性疾病,但脑卒中家族史确实是脑卒中的危险因素之一。如果您的父母、祖父母或兄弟姐妹中有人患脑卒中,那么您患脑卒中的风险就会增高。但脑卒中的家族史和年龄、性别一样属于不可控制的危险因素,无论是医务人员还是普通大众应该关注可预防的危险因素,包括高血压、房颤、高血脂、糖尿病、动脉硬化、心脏疾病等。有脑卒中的家族史的老年人,不应单纯地恐惧疾病的发生,而是应该积极控制可预防的危险因素,减少脑卒中的发生或复发概率。

2.9 脑卒中的危险因素之一——动脉粥样硬化是怎样形成的?

动脉粥样硬化是一个病理的过程,血液中的脂质、胆固醇进入动脉管壁、并沉积在血管内膜,进而形成粥样斑块,导致动脉增厚、变硬、管腔缩小。斑块形成后逐渐增大,当达一定程度时就会影响动脉的血液供应。随着病变的发展,动脉粥样斑块变得脆弱、不稳定、严重时甚至出现斑块的破裂,形成栓子,随血流进入脏器,可导致心肌梗死、脑卒中或肢体的缺血症状。此外粥样斑块还可能发生其他继发性改变,例如形成动脉瘤,如果动脉瘤在脑部一旦破裂即导致脑出血。

虽然动脉粥样硬化到老年时才出现相应的疾病症状(脑卒中、心肌梗死等),但它开始于儿童期。动脉粥样硬化的核心是动脉的内皮受损,高胆固醇水平、高血糖、高血压以及香烟中的有害物质都会损害动脉的内皮。一旦内皮受损,动脉硬化便开始启动。所以我们要重视这些动脉粥样硬化危险因素的控制。

2.10 所有类型的血脂增高都会促使动脉粥样硬化吗?

血脂是血浆中的胆固醇、甘油三酯和类脂等的总称。与临床密切相关的血脂主要是甘油三酯和胆固醇,后者又主要分为高密度脂蛋白胆固醇(HDL-C)和低密度脂蛋白胆固醇(LDL-C)。

血清总胆固醇或低密度脂蛋白胆固醇升高是冠心病和缺血性脑卒中的独立危险因素之一。总胆固醇水平每增加1 mmol/L,缺血性中风的危险增加25%。而低密度脂蛋白每降低1 mmol/L,所有类型的脑卒中都发生下降,缺血性脑卒中的发病率降低更为明显。因此,临床上通常将低密度脂蛋白胆固醇作为降脂治疗的靶目标,以减少脑卒中的危险。

但不是所有的胆固醇都是促进动脉粥样硬化的发生。高密度脂蛋白胆固醇就具有很强的抗动脉粥样硬化的作用,它促进胆固醇逆向转运至肝脏而被清除,并且能防止血液中的低密度脂蛋白胆固醇被氧化,从而扮演抗动脉粥样硬化的角色。临床研究中也发现,高密度脂蛋白胆固醇水平与冠心病发病成负相关,也就是说它是冠心病的保护性因素。

2.11 血脂检测包括哪些项目，如何看检测报告中的数值?

临床血脂检测包括：甘油三酯（TG）、总胆固醇（TC）、高密度脂蛋白胆固醇（HDL-C）、低密度脂蛋白胆固醇（LDL-C）、载脂蛋白AI（apo AI）、载脂蛋白B（apo B）、脂蛋白a［Lp（a）］。前四项是临床基本检测项目，也就是我们俗称的"血脂四项"。

40岁以上男性和绝经期后女性应每年都应进行这四项血脂检查，对于脑卒中的高危人群，有条件者建议定期（6个月）检测血脂。各血脂项目测定数值法定计量单位为mmol/L（毫摩尔每升），也有些医院用mg/dl（毫克每分升）。总胆固醇、高密度脂蛋白胆固醇、低密度脂蛋白胆固醇的换算系数为1 mg/dl×0.025 9＝1 mmol/L：甘油三酯的换算系数为1 mg/dl×0.011 3＝1 mmol/L。

表2-2是中国成人血脂异常防治指南给出的适合中国人的血脂水平分层标准。

表2-2　适合中国人的血脂水平分层标准

分层	总胆固醇	低密度脂蛋白胆固醇	高密度脂蛋白胆固醇	甘油三酯
合适范围	<5.18 mmol/L（200 mg/dl）	<3.37 mmol/L（130 mg/dl）	≥1.04 mmol/L（40 mg/dl）	<1.70 mmol/L（150 mg/dl）
边缘升高	5.18~6.19 mmol/L（200~239 mg/dl）	3.37~4.12 mmol/L（130~159 mg/dl）		1.70~2.25 mmol/L（150~199 mg/dl）
升高	≥6.22 mmol/L（240 mg/dl）	≥4.14 mmol/L（160 mg/dl）	≥1.55 mmol/L（60 mg/dl）	≥2.26 mmol/L（200 mg/dl）
降低			<1.04 mmol/L（40 mg/dl）	

但需要指出的是,上述标准适用于正常成人,血脂异常患者依据其危险分层决定血脂的目标值。

(1)对于已经出现缺血性脑卒中和短暂性脑缺血发作患者,建议使用他汀类药物,目标是使低密度脂蛋白胆固醇降至2.59 mmol/L以下或下降幅度达到30%~40%。

(2)对伴有多种危险因素(详见第一章)的缺血性脑卒中和短暂性脑缺血发作患者,应将低密度脂蛋白胆固醇降至2.07 mmol/L以下或使低密度脂蛋白胆固醇下降幅度＞40%。

2.12 血脂异常的危险性怎样分层?

医生在评价脑卒中的危险性时,除指出单个独立危险因素外,更强调多个危险因素的综合危险。因为脑卒中患者不但常同时合并多重危险因素,并且多重危险因素管理在脑卒中的预防中意义更大。例如,研究表明合并糖尿病的脑卒中患者采用强化的他汀类药物治疗,显著降低低密度脂蛋白胆固醇水平可以得到更大的获益。

根据《中国成人血脂异常防治指南》,将血脂异常分成以下等级(表2-3)。

表2-3 血脂异常危险分层方案

危险分层	TC 5.18~6.19 mmol/L或 LDL-C 3.37~4.12 mmol/L	TC≥6.22 mmol/L或 LDL-C≥4.14 mmol/L
无高血压且其他危险因素数＜3个	低危	低危

危险分层	TC 5.18~6.19 mmol/L或 LDL-C 3.37~4.12 mmol/L	TC ≥ 6.22 mmol/L或 LDL-C ≥ 4.14 mmol/L
高血压或其他危险因素数≥3个	低危	中危
高血压且其他危险因素数≥1个	中危	高危
冠心病及其他危症	高危	高危

其他危险因素包括年龄（男≥45岁，女≥55岁）、吸烟、低高密度脂蛋白胆固醇水平、肥胖和早发缺血性心血管疾病家族史。

2.13 高血脂患者预防脑卒中，在饮食及日常生活方式上要注意哪些方面？

血脂异常与饮食和生活方式有密切关系，因此饮食控制和改善生活方式是血脂异常治疗的基础措施。发现血脂异常时，应立即开始必要的治疗性生活方式改变（TLC），这与一般保健不同，是针对已明确的可改变的危险因素如饮食、缺乏体力活动和肥胖，采取积极的生活方式改善措施，主要内容包括：

（1）减少饱和脂肪酸和胆固醇的摄入，建议饱和脂肪酸的摄入小于总热量的7%。

（2）选择能够降低低密度脂蛋白胆固醇水平的食物，如植物固醇（建议每日2克）、可溶性纤维素（建议每日10~25克）。

（3）减轻体重，增加有规律的体力活动。

（4）采取针对其他血管危险因素的措施，如戒烟、限盐、降低血压等。

2.14　高脂血症患者如何知道自己的饮食是否健康？

要了解和评价自己是否摄入过多的升高低密度脂蛋白胆固醇水平的食物，可以使用高脂血症患者膳食评价表（表2-4）。

表2-4　高脂血症患者膳食评价

项　　　　　目	评分
1. 您近1周吃肉是否每日＜75克：0＝否，1＝是	☐
2. 您吃肉种类：0＝瘦肉，1＝肥瘦肉，2＝肥肉，3＝内脏	☐
3. 您近1周吃蛋数量：1＝0~3个/周，2＝4~7个/周，3＝7个以上/周	☐
4. 您近1周吃煎炸食品数量（油饼、油条炸糕等）：0＝未吃，1＝1~4次/周，2＝5~7次/周，3＝7次以上/周	☐
5. 您近1周吃奶油糕点的次数：0＝未吃，1＝1~4次/周，2＝5~7次/周	☐
评分总和	☐☐

注：按实际情况在☐里填数"0或1"，总分＜3为合格；总分3~5为轻度膳食不良；总分＞6为严重膳食不良。

2.15　服用他汀类降脂药物有哪些副反应？

大多数人对他汀类药物的耐受性良好，副反应常常较轻微且短暂，包括头痛、失眠、抑郁、消化不良、腹泻、腹痛、恶心等消化道症状。对他汀类药物安全性的顾虑主要来自肝脏和肌肉两方面。

服用他汀类降脂药物后，有0.5%~2.0%的病例发生肝脏转氨酶如丙氨酸氨基转移酶（ALT）和天冬氨酸氨基转移酶（AST）升高，并且与服用他汀的剂量有关。减少他汀类药物剂量常可使升高的转氨酶回落；当再次增加剂量或选用另一种他汀类药物后，转氨酶不一定再次升高。由他汀类药物引起并进展成肝功能衰竭的情况比较罕见。胆汁郁积和活动性肝病被列为使用他汀类药物的禁忌证。

服用他汀类降脂药物的另一个重要的副反应是肌病，包括肌痛、肌炎和横纹肌溶解。① 肌痛：表现为肌肉疼痛或无力，出现此类症状，医生往往会检测患者血肌酸激酶（以下简称"CK"）的值，肌痛患者不升高。② 肌炎：有肌肉症状（疼痛、无力等），并伴CK升高。③ 横纹肌溶解：指有肌肉症状，伴CK显著升高超过正常上限的10倍和血肌酐升高，常有褐色尿和肌红蛋白尿。需要指出的是，现有资料表明长期使用他汀类药物是安全的，不能因为盲目担心不良反应而放弃使用他汀类药物，而应该在医生的指导下正确使用药物。

2.16 哪些人使用他汀类药物后容易出现肌肉症状?出现症状后需要停药吗?

肌病是他汀类药物重要的副反应，其中横纹肌溶解是最危险的副反应，严重者可能引起死亡。为了预防他汀类药物相关性肌病的发生，应十分注意以下可增加其发生危险的情况：

（1）高龄（尤其大于80岁）患者。

（2）体型瘦小、虚弱的患者。

（3）伴有多系统疾病的患者（如慢性肾功能不全，尤其由糖尿病引起的慢性肾功能不全）。

（4）合用多种药物。

（5）围手术期。

（6）合用下列特殊的药物或饮食：贝特类（尤其是吉非贝齐）、烟酸（罕见）、环孢霉素、吡咯抗真菌药、红霉素、克拉霉素、奈法唑酮、维拉帕米、胺碘酮、大量西柚汁及酗酒。

（7）使用他汀的剂量过大。

在服用他汀类药物期间出现肌肉不适或无力症状以及排褐色尿时应及时就医，并进一步检测血肌酸激酶（以下简称"CK"），以下情况需要停用药物：

（1）如果发生或高度怀疑肌炎，应立即停止他汀类药物治疗。

（2）一旦患者有肌肉触痛、压痛或疼痛，CK高于正常上限的10倍，应停止他汀类药物治疗。

（3）出现肌肉触痛、压痛或疼痛，而CK不升高或中度升高（正常上限的3~10倍），应密切随访、每周检测CK水平直至排除了药物作用，如果期间症状恶化应及时停药。

2.17 服用他汀类药物后出现肝酶升高，需要停药吗?

我国2007年他汀类药物预防缺血性脑卒中/短暂性脑缺血发作的专家建议：

在启用他汀类药物时，要检测肝功能（包括转氨酶），并且在服药期间定期监测复查。对于轻度的转氨酶升高（ALT小于正常上限的3倍），应密切随访，但并不作为治疗的禁忌证。当ALT高于正常上限的3倍以上，应减药或停用他汀类药物进行观察。

随着临床数据的不断积累，美国食品药品管理局（FDA）对他汀类药物的肝脏安全性做了更新：他汀类药物引起的严重肝损是罕见且不可预测的，常规检测肝酶并不能有效检出或预防严重的肝损。但美国食品药品管理局仍建议用药前进行肝酶检测，对于用药期间有临床需要（例如出现肝损症状）的患者仍应进行肝酶的复查。

总之，资料表明，长期使用他汀类药物是安全的，但当出现肝损症状（如食欲缺乏、乏力、嗜睡、黄疸、肝大）还是应及时就医。

2.18 为什么颈内动脉硬化是脑卒中的重要原因？

动脉硬化，脂质、胆固醇形成粥样物质沉积在动脉，颈动脉是大脑的主要供血动脉，颈动脉斑块达一定程度后，导致颈动脉狭窄，血流量下降导致脑部供血减少。当斑块不断增大，管腔完全闭塞，导致脑部供血急性中断；或者当斑块不稳定时，斑块表面的纤维帽破裂，粥样物质逸入血流，形成栓子，随血流进入脑内，引起颅内动脉管腔闭塞，产生相应的临床症状（偏瘫、偏身感觉障碍、偏盲、言语障碍）。后一种情况是动脉粥样硬化性脑梗死最常见的发病原因。

2.19 如何诊断和治疗颈动脉硬化？

颈动脉斑块是颅外大动脉硬化的表现。临床医生对脑卒中患者进行危险因素评估时，通常会进行颈动脉多普勒超声检查。该项检查主要的一项指标就是颈动脉内膜中层厚度（以下简称"IMT"），判断有无颈动脉斑块。正常人IMT值小于等于0.9 mm，若颈动脉内膜增厚或斑块形成,则提示动脉粥样硬化形成。通过超声检查还能显示颈内动脉有无狭窄和狭窄的百分率。

颈动脉硬化治疗的主要目的是降低脑卒中或死亡的危险性。包括药物治疗和介入治疗。治疗方案的选择应该依据脑卒中发生的风险以及手术本身所带来的风险进行充分评估,实施个体化的治疗方案。

(1)药物治疗:导致动脉粥样硬化的危险因素均可导致颈动脉斑块形成,包括高血压、高血脂、糖尿病、肥胖、吸烟等。对于有颈动脉狭窄的短暂性脑缺血发作或脑卒中患者均建议抗血小板治疗、他汀治疗和危险因素控制,包括降压,控制血糖等。

(2)介入治疗:选择依据是颈内动脉狭窄的程度。主要包括颈动脉内膜剥脱术(CEA)和颈动脉血管成形及支架植入术(CAS)。需要指出的是两者都有导致手术相关中风的潜在危险,后者可能会抵消手术带来的益处,所以不推荐无症状性颈动脉狭窄患者进行手术治疗。

此外,无论是否选择血管重建术,应该给所有的患者最佳药物治疗,包括动脉粥样硬化危险因素的纠正和抗血小板治疗。

2.20 哪些患者适合颈动脉内膜切除术? 有什么危险性?

严重的颈动脉斑块导致颈动脉狭窄达到一定程度时,进一步的治疗方案主要是恢复血流。颈动脉内膜切除手术是最常用的一种方法,主要是通过术切除闭塞动脉内的斑块。

颈动脉内膜切除术主要的手术并发症包括心血管并发症(高血压、低血压、心肌梗死)、神经系统并发症(脑卒中、高灌注综合征、颅内出血、癫痫发作、颅神经损伤)、伤口问题(感染、血肿)、颈

23

动脉损伤（夹层、血栓形成和再狭窄）和死亡。症状性狭窄患者行颈动脉内膜切除手术后围手术期30天脑卒中或死亡的风险大约为7%，而无症状的狭窄患者为3%~5%。女性、80岁以上、再次行动脉内膜切除术的患者脑卒中概率更高。

对于该手术的适应证，2010年《中国缺血性脑卒中和短暂性脑缺血发作二级预防指南》做如下推荐：

（1）症状性颈动脉狭窄70%~99%的患者，推荐实施该项手术。

（2）对于狭窄程度在50%~69%的患者，则需要结合患者的年龄、性别、伴发疾病及首发症状严重程度来判断是否需要实施颈动脉内膜剥脱术。

（3）对颈动脉狭窄<50%的患者不建议该治疗方案。

2.21 哪些患者适合支架植入术？有无危险性？

颈动脉血管成形及支架植入术是一项新型的颈动脉粥样硬化狭窄的治疗方法，通过颈动脉血流重建、血管再通成为脑卒中预防治疗的一部分。颈动脉支架是一个微小的、纤细的金属网状管，手术过程中先进行血管成形术，使用球囊扩张狭窄的动脉，之后再在狭窄段放置支架，通过这种方式代替颈动脉内膜切除术恢复颈动脉血流。

颈动脉支架植入术的并发症与颈动脉内膜切除术相似，除颅神经损伤外，内膜切除术后的并发症均可发生在支架植入术后。

颈动脉支架成形术禁忌证有以下几方面：① 严重的神经功能损伤；② 显著的认知功能障碍；③ 4周内的脑卒中；④ 肾功能不全不能使用造影剂者；⑤ 预期寿命小于5年；⑥ 存在需要治

疗的颅内动脉瘤或动脉畸形的患者；⑦ 解剖学因素（包括主动脉弓、颈总动脉或颈内动脉严重扭曲，病变部位重度钙化、完全闭塞等）。

参考2010年中国指南，颈动脉血管成形及支架植入术的适应证如下：

（1）对于症状性颈动脉高度狭窄（＞70%）的患者，无条件做内膜切除术时，可考虑行支架植入术。

（2）如果有内膜切除术禁忌证或手术不能到达、内膜切除术后早期再狭窄、放疗后狭窄，可考虑行支架植入术。

（3）对于高龄患者行支架植入术要慎重。

2.22 肥胖也是脑卒中危险因素，肥胖是如何界定的？

肥胖是指身体的脂肪堆积到一定程度，导致对健康不利的影响。肥胖是脑卒中、糖尿病、心脏病的危险因素。界定肥胖的指标是体质指数或称体重指数（body mass index，以下简称"BMI"），计算公式为：体质指数（BMI）=体重（kg）÷［身高（m）］^{2}。BMI简单、实用，且同时考虑了体重和身高两个因素，比单纯以体重来划分要更科学。BMI是世界公认的一种评定肥胖程度的分级方法。

目前世界卫生组织（WHO）也以BMI来对肥胖或超重进行定义，BMI≥25 kg/m^{2}为超重，≥30 kg/m^{2}为肥胖，18.5~24.9为正常体重。但各国根据国情不同也有设定了不同的标准。《中国成人血脂异常防治指南》根据国人资料，提出超重和肥胖诊断标准：BMI≥24 kg/m^{2}为超重，BMI≥28 kg/m^{2}为肥胖。

此外，肥胖的另一个重要指标是腹部肥胖，即脂肪在腹部堆积，腰围增加。《中国成人血脂异常防治指南》定义男性腰围＞

90 cm，女性腰围＞85 cm为腹部肥胖。

2.23 吸烟会增加脑卒中危险，现在戒烟还来得及吗？

　　研究已证实吸烟是脑梗死重要的独立危险因素。一项大型流行病学调查显示吸烟者脑梗死发生风险是不吸烟者的1.9倍。发生蛛网膜下腔出血的风险，前者是后者的2.9倍。长期被动吸烟也可增加脑卒中的发病危险，发病危险是不暴露于吸烟环境者的1.82倍，且在男性和女性中都有显著意义。

　　不吸烟并且避免被动吸烟是预防脑卒中的有效措施，但对于吸烟者，戒烟同样也可以降低脑卒中的危险性。研究表明，戒烟2年后脑卒中风险明显下降，5年后其脑卒中的危险可降至不吸烟者的水平。不仅如此，戒烟还可降低肺癌、冠心病、慢阻肺等多种疾病的发病和死亡风险，并改善这些疾病的预后。任何年龄戒烟均可获益。早戒比晚戒好，戒比不戒好。与持续吸烟者相比，戒烟者的生存时间更长。

2.24 如何才能成功戒烟？

　　对于没有成瘾或烟草依赖程度较低的吸烟者，可以凭毅力戒烟，但经常需要给予简短的戒烟建议，并激发其戒烟动机；对于烟草依赖程度较高者，往往需要给予综合的干预才能最终成功戒烟。

　　这里有些小建议，您不妨试试：

　　（1）建议低脂饮食、多吃水果和蔬菜、多运动、保证充足的睡眠就能在戒烟的同时保持你的体重。

　　（2）在日历上标出戒烟日期，之前丢掉所有的香烟、烟灰缸、打火机和火柴。并且告诉家人、朋友和同事你的戒烟计划，得到他们的支持。

（3）戒烟期间用原本买烟的钱买一些其他东西奖励一下自己。

（4）远离吸烟的群体，并且阻止周围的人吸烟。当有吸烟冲动时，通过分散注意力、保持忙碌，3分钟后，冲动便可能消失。

（5）戒烟门诊就诊，接受专业化治疗。目前推荐的一线戒烟药物包括：尼古丁替代制剂、盐酸安非他酮和伐尼克兰。

《中国吸烟危害健康》报告指出，有效提高长期戒烟率的方法包括：戒烟劝诫、戒烟咨询、戒烟热线（全国戒烟热线号码为400 888 5531或公共卫生服务热线12320）以及戒烟药物治疗。

2.25 什么是高同型半胱氨酸血症，它和脑卒中有什么关系？

同型半胱氨酸（以下简称"Hcy"）是人体内的一种含硫氨基酸。正常人体的Hcy水平为5~15 μmol/L，当Hcy水平高于16 μmol/L时，即是高同型半胱氨酸。临床流行病学研究也发现，高同型半胱氨酸是脑卒中发病的危险因素，而降低同型半胱氨酸的水平可以降低脑卒中的发病。有一项研究发现Hcy每升高5 μmol/L脑卒中风险升高59%，缺血性心脏病风险升高32%；Hcy每降低5 μmol/L脑卒中风险降低24%，缺血性心脏病风险降低16%。

引起高同型半胱氨酸血症的原因有多种，除遗传因素外，还包括营养代谢、药物、肾脏疾病等因素。维生素B_6、维生素B_{12}、叶酸等参与同型半胱氨酸的代谢（去路），这些维生素缺乏或不足会造成同型半胱氨酸在体内的蓄积。此外，肾功能损伤、一些药物如氨甲蝶呤（抗肿瘤药）及利尿药等也是高同型半胱氨酸血症的原因。

2.26　长期情绪抑郁会导致脑卒中吗？

抑郁是危害人类身心健康的常见疾病。抑郁症的主要表现包括：情绪低落（心情不好，悲观）、兴趣减退甚至丧失（对以往喜欢的活动缺乏兴趣，不能体验到快乐）、无望感（对未来丧失希望）、自我评价低（感到自己不能胜任现在的工作或生活），甚至感到生活没有意义（出现自杀念头）。

近年来的研究发现抑郁不仅增加心血管病的病死率，还是脑卒中的独立危险因素。抑郁对脑卒中发病影响受年龄、性别、种族的影响，有研究报道抑郁对脑卒中的影响在老年人、女性、黑种人中更明显。

2.27　长期坐着不动或少动者容易脑卒中吗？

现在越来越多的老年人认识到适度运动的重要性，规律、适度的体育锻炼不但可以改善心脏功能，改善微循环、增加脑部的血流量，而且对于高血压、糖尿病、高血脂、肥胖等多种心脑血管病的危险因素都有益处。研究报道每周运动5次或5次以上的人能减少脑卒中的发生风险。中国脑卒中一级预防指南也推荐成年人（部分高龄和身体因病不适合运动者除外）每周至少有5天，每天30~45分钟的体力活动（如慢跑、骑自行车或其他有氧代谢运动等）。

以下是老年人如何进行体育锻炼的一些建议：

（1）老年人在进行体育锻炼之前应进行心脏方面的检查，充分考虑到自己的运动限度，制定合适自己的运动方案。

（2）建议每天进行规律的运动，有人早上散步、有人晚上散步，您可以根据自己情况制定体育锻炼的时间表。

（3）建议每天进行30分钟的快走，您可以约上一个朋友和您一起进行快走，使得锻炼变得更轻松。

（4）如果快走并不理想，或者并不适合您，您也可以选择其他运动方式，比如骑自行车、游泳、跳舞或其他有氧运动。

2.28　脑梗患者需要定期补液吗？

为了预防疾病再发，很多患者在一次脑卒中出院后常常会定期到医院输液。其实这是没有科学根据的。脑卒中后预防疾病的复发（二级预防），就是针对发生过一次或多次脑卒中的患者，通过寻找脑卒中发生的原因，对于所有可干预的危险因素进行治疗，达到降低脑卒中复发危险性的目的。大型临床流行病学已经证实，科学的预防能够明显降低脑卒中的复发。所以对于每一位脑卒中患者，既要进行科学的二级预防，也不能盲目进行过度治疗。

2.29　日常生活中补充维生素可以预防脑卒中吗？

研究显示，维生素B_6、维生素B_{12}、叶酸缺乏会导致高同型半胱氨酸血症，从而增加脑卒中的危险性。联合应用维生素B_6、维生素B_{12}、叶酸，可降低血浆同型半胱氨酸浓度，但对于降低脑卒中的风险研究结果并不一致。近期的一项大型的荟萃分析并没有发现通过单独或联合补充维生素B_6、维生素B_{12}、叶酸降低同型半胱氨酸水平的方式能降低心血管疾病的发生。我国正在启动一项联合叶酸和维生素B治疗预防脑卒中再发的大型临床研究（CSSPT），其结果将对本国居民补充维生素预防脑卒中有实际指导作用。

但如果发现血浆同型半胱氨酸血症水平增高，还是建议寻找原因，并给予叶酸和维生素B族进行治疗，可能会降低脑卒中的发病风险。

2010年中国指南及脑卒中一级预防指南推荐普通人群（非妊娠、非哺乳期）应通过食用蔬菜、水果、豆类、肉类、鱼类和加工过的强化谷类满足每日推荐摄入量叶酸（每日400微克），维生素B_6（每日1.7毫克），维生素B_{12}（每日2.4微克），可能有助于降低脑卒中的发病风险。

2.30 喝酒能预防脑卒中吗？

大量的证据已经表明，慢性大量饮酒是各种类型脑卒中的危险因素。大量饮酒能诱发高血压、血液的高凝状态、心肌梗死后房颤、胰岛素抵抗及代谢综合征，从而增加脑卒中的发病风险。研究发现每天饮酒超过2个当量（1个当量相当于11~14克酒精含量），使脑卒中的发病率增加约50%。但也有研究发现轻度的饮酒量对脑卒中有保护作用（降低脑卒中的发病率）。酒精的这种保护作用是否存在种族差异仍待研究。最近发表的一项中国大陆地区的调查结果显示，随着酒精税的减少，中国老年人的心脑血管发病率增加了，这提示酒精对脑卒中的保护作用可能在中国人群中并不存在。

酒精对脑卒中的作用复杂，其保护作用也仍存在争议，但目前各国中风指南普遍不建议非饮酒者用少量饮酒的方法来预防心脑血管疾病,对于酗酒者均建议减少饮酒量。我国的相关指南建议男性每日饮酒的酒精含量不应超过25克,女性减半。

2.31　喝咖啡或茶能预防脑卒中吗?

到目前为止咖啡对脑卒中的影响仍不明确,一些研究发现咖啡对脑卒中有预防作用,而另一些研究发现咖啡与预防脑卒中的发病无关。咖啡的这种影响可能存在性别、种族及持续时间的差异。

一项来自美国的护士健康研究发现咖啡的消耗量与脑卒中的发病呈负相关,这种关系在不吸烟的人群中更明显,由此认为咖啡可能降低女性脑卒中的危险性。在瑞士的另一项研究也显示不喝咖啡或仅少量喝咖啡会增加女性脑卒中的发病率。

新近在日本人群中的研究结果显示与很少喝绿茶的人相比,每天喝2~3杯绿茶的人所有类型脑卒中发病率减少了14%,每天喝4杯以上绿茶的人发病率减少了20%。与很少喝咖啡的人相比,每周喝3~6次咖啡的人所有类型脑卒中的发病率减少了11%,每天喝1杯咖啡的人发病率减少了20%。

但是就目前而言,咖啡或茶对脑卒中的作用还没有肯定的结果,仍需要大量研究证实。

2.32　什么是心脏卵圆孔未闭? 它和脑卒中有什么关系?

卵圆孔是位于心脏的一个小孔,胎儿时期肺不能接受血流,返回到右心房的血液是通过开放的卵圆孔分流至左心房的。大多数人出生后这个孔就自动关闭，少部分人发生卵圆孔未闭。

卵圆孔未闭对心脏的血流动力学并无影响，多无症状。近年来的许多研究表明，卵圆孔未闭与不明原因脑卒中患者之间存在着密切的联系。当一个人发生脑卒中或短暂性脑缺血发作而没有常见的危险因素（高血压、糖尿病、吸烟等）时，医生往往会排查心脏卵圆孔未闭。目前卵圆孔封堵术是治疗该病的主要方法。

2.33　引起脑卒中的心脏疾病有哪些？

由各种心脏疾病引起的心源性脑栓塞约占脑梗死的20%。引起脑卒中最常见的心脏疾病是房颤，持续性和阵发性房颤都是脑卒中发病或复发的强烈危险因素。其他心脏疾病包括：急性心肌梗死、左心室血栓、心肌病、风湿性二尖瓣病变、二尖瓣脱垂、二尖瓣环钙化、人工心脏瓣膜和主动脉瓣病变等。

人工心脏瓣膜置换术后，血液容易在人工瓣膜及其周围形成血栓，若血栓脱落又可造成栓塞。人工心脏瓣膜分生物瓣和机械瓣两种。其中机械瓣需终生抗凝，防止栓塞事件。

2.34　出现无明显后遗症的"小中风"需要立即急诊吗？

短暂性脑缺血发作，英文缩写TIA，即"小中风"，此类疾病的往往在24小时内完全消失，多数不超过5分钟。由于不产生持久的脑损害，常常被患者忽视。但研究提示，约1/3的短暂性脑缺血发作患者会发生脑梗死。在所有的脑卒中中，50%患者出现在这种"小中风"的发病后2天以内。所以，应该高度警惕这种看似无害的"小中风"。其实现今各国指南都将短暂性脑缺血发作列为神经科急诊,给予脑梗死同等的关注。

对于短暂性脑缺血发作患者,尽早干预、启动二级预防能有效降低脑卒中的发病率。对于李先生而言,本次脑梗死前一天出现的短暂症状正是一种预警信号,应该立即就诊,那样可能避免之后的缺血性脑卒中事件。

2.35 不同患者在短暂性脑缺血发作之后,发生脑卒中的危险性是否相同?

短暂性脑缺血发作(以下简称"TIA")是脑梗死的预警信号,但不同患者的发病情况的危险性是不同的。常用的TIA危险性评价工具是ABCD2评分量表(表2-5)。

表2-5 ABCD2评分量表

项　目	表　　现	分　值
年龄	>60岁	1
血压	收缩压>140 mmHg和(或)舒张压>90 mmHg	1
临床症状	单侧无力	2
	言语障碍但无偏侧肢体无力	
症状持续时间	>60分钟	2
	10~59分钟	1
既往糖尿病史	有	1

根据以上总分进行危险分层,低危:0~3分;中危:1~5分;高危:6~7分。

根据我国短暂性脑缺血发作专家共识建议，新发TIA按急症处理，如果患者在症状发作72小时内并且ABCD2评分≥3分，建议入院治疗。

2.36 脑出血有哪些原因？

脑出血是脑卒中的一种类型，约占脑卒中的13%左右，是全球范围内残疾和死亡的一个重要原因。我们这里所说的脑出血是指自发性非外伤性脑出血。常见原因包括：高血压，动脉瘤，动静脉畸形，淀粉样血管病，溶栓或抗凝治疗所致脑出血、瘤卒中和血液式凝血功能障碍。

首次发生脑出血的病因学机制分为高血压性出血和非高血压性出血。对于那些反复发生于脑实质的出血，需要高度怀疑存在动脉瘤或血管淀粉样变，这种情况依靠单纯的降压治疗往往无效，必须在降压的基础上结合其他干预措施去除病灶。蛛网膜下腔出血多由颅内动脉瘤或脑血管畸形破裂引起。故在对患者实施干预措施前需要明确初次脑卒中发作的类型及相关的危险因素。

2.37 诊断脑出血要做哪些检查？

1. 头颅CT扫描

脑出血最常用的影像学检查方法是头颅CT扫描。通过CT检查可明确显示脑出血的部位、出血量、是否破入脑室或蛛网膜下腔及周围水肿的情况。但是CT检查并不能很好地显示出血的病因。

2. 核磁共振检查

通过血管核磁共振检查还能发现大的动脉瘤,这些对脑出血的病因鉴别很有价值,此外由于出血后不同时期血肿的磁共振表现不同,所以磁共振还能显示血肿演变的过程。但对于急性期的脑出血诊断,依旧是CT优于磁共振。

3. CT血管造影(CTA)

CT血管造影是一种快速、便捷和微创的检查手段,可在一定程度上替代血管造影;对于较大的动脉瘤,其敏感性已接近血管造影。CT和磁共振检查均属非创伤性检查,对于CT和磁共振检查怀疑有血管异常时,应进一步行脑血管造影检查。通过脑血管造影可清晰地显示异常血管部位和病变。当然血管造影是创伤性检查,并不是所有脑出血患者的临床常规检查。

4. 腰椎穿刺检查(以下简称"腰穿")

当脑出血破入脑室或蛛网膜下腔时,腰穿可见血性脑脊液。由于出血量较少时,头颅CT检查可无阳性发现,所以对于临床表现高度怀疑蛛网膜下腔出血而CT检查阴性的患者,腰穿是非常重要的。但腰穿检查属于创伤性检查,对于头颅CT检查已确诊的脑出血患者,如无特殊原因,无须进一步行腰椎穿刺检查。

2.38 脑出血后,医生是如何估算出血量的?

脑出血量可根据头颅CT扫描的结果来估算,公式如下:出血量=0.5×最大面积长轴(cm)×最大面积短轴(cm)×层面数。例如,患者的头颅CT显示,出血总共4层,选取其中最大面积所在的这一层进行测量,长轴为5 cm,短轴为3 cm,那么该患者的出血量=0.5×5×3×4=30 mL。此方法简便易行,虽然只是估算值，不是精确的数值，但对于疾病预后的判断和手术治疗的抉择都有非常重要的实用意义。

2.39　脑出血患者进行手术治疗的目的是什么？

脑出血患者进行手术治疗的目的是：① 尽可能迅速和彻底地清除血凝块；② 最低限度地减少脑损伤，如控制颅内高压，维持正常脑灌注压；③ 明确和去除原发病因如血管畸形；④ 防止脑出血并发症如脑积水等的发生。

2.40　蛛网膜下腔出血有哪些典型症状？

蛛网膜下腔出血（以下简称"蛛血"）约占全部脑卒中的5%，常常导致严重后果。其最常见的病因为颅内动脉瘤。虽然动脉瘤性蛛血多在情绪激动或用力等情况下急骤发病，但是蛛血可在任何时候发生。最主要的症状是突发剧烈头痛，80%的患者会主诉"生命中最严重的头痛"。多伴有包括恶心和（或）呕吐、短暂性意识丧失、烦躁、谵妄等精神症状，部分患者（约20%）出现癫痫发作（多发生在发病24小时内）。医生可查到明显的脑膜刺激征（颈项强直），部分患者可有局灶性神经功能缺损（例如动眼神经麻痹，表现为一侧眼睑下垂、瞳孔扩大）。

2.41　影响脑出血预后因素有哪些？

影响颅内出血的严重程度或预后的因素很多。

显然，正如大家所知，高龄患者较年轻患者预后要差，大量出血也意味着预后不良。

对于出血部位,幕下(例如小脑)出血较幕上(例如脑叶)出血严重,即同样的出血量(例如10 ml)在脑叶可能症状很轻,而在小脑或脑干可能很重,甚至危及生命。

患者的神经功能损伤程度及意识情况也是影响预后的很直观的因素。出现严重昏迷的患者死亡率较高,有昏迷或严重瘫痪的患者,虽经急性治疗后存活,但多数不能生活自理,需要长期护理。

脑出血发病期间的并发症也是影响患者预后的重要因素。例如,肺部感染,尿路感染,下肢深静脉血栓等。研究证实,在入院72小时后仍然存活的患者中,发热持续时间与临床转归相关,而且可能是这些患者的一个独立预后因素。总之,脑出血预后的判断是多因素、复杂的。在疾病早期仍应进行积极和全面的治疗。

2.42 诊断脑卒中时,为什么CT是首选的检查? 做CT时它的X线辐射会影响身体吗?

头颅CT检查是脑卒中诊断中首选的检查方法,尤其在神经科急诊更是非常常用。

CT全称X线计算机断层摄影,是通过X线对人体进行扫描,再经过电脑进行图像处理,这样便获得十分清晰的剖面图像。它能够显示颅脑内的结构,包括颅骨、脑组织、血管,并能显示因出血、梗死或肿瘤引起的脑组织结构异常的大小和位置,是判断出血性脑卒中和缺血性脑卒中的基本方法。

CT检查是非创伤的，没有痛苦，且很少有副反应。人们往往担心其辐射问题，其实CT扫描的X线使用非常少，所以人们无需担心。

2.43 用脑血管造影检查脑血管是否异常有没有风险？

决定是否要行该项检查，就需要充分了解这项检查的操作方法、检查目的和副反应，权衡利弊得失，充分与医生沟通后，才能做出决定。

现在的脑血管造影全称是数字减影血管造影技术，简称DSA，是一种崭新的X线成像技术，能使血管及其病变显示更为清楚。

行血管造影的主要目的是检测大脑的血管异常，如动脉狭窄、动脉瘤等。一般在CT或磁共振等查及有血管异常后，为进一步明确诊断医生往往建议行DSA检查，因为后者对血管显影的优势是其他检查无法比拟的。由于蛛网膜下腔出血最主要的病因是动脉瘤，且DSA是动脉瘤诊断的金标准。所以对于蛛血患者，有必要行DSA检查以明确有无动脉瘤。

当然血管造影是侵袭性检查，除导管插入时疼痛或不适感外，还可能有造影剂过敏，局部出血，脑血管痉挛，斑块脱落引起脑卒中等风险。当然，随着操作技术的不断提高，其安全性也不断提高。

2.44 腰椎穿刺检查是怎么回事？有何风险？

腰椎穿刺术，简称腰穿，是神经科临床常用的检查方法之一。在神经科急诊用于蛛网膜下腔出血的诊断。此外，腰穿术还常用于颅内感染和肿瘤的诊断。

整个过程如下：患者取侧卧位，膝盖尽量靠胸，身体屈曲呈弓状,使脊柱尽量后凸以增宽椎间隙,便于进针。局部消毒麻醉后,医生会在下背部,将穿刺针从某一腰椎间隙处插入,达到一定的深度时,抽出针芯,便可见脑脊液流出,随后根据疾病要求测定颅内压力、留取脑脊液送检。

腰椎穿刺的常见不适反应包括局部疼痛,主要的并发症包括:

(1)头痛:最常见,大多发生在穿刺后24小时,可持续5~8天,患者咳嗽或站立时明显。腰椎穿刺术后让患者去枕平卧4~6小时,可以减少头痛的发生。

(2)出血:一般较少,不会引起明显的症状。

(3)感染:也较少见。

(4)脑疝:是腰椎穿刺最危险的并发症,但术前准备充分,对颅内高压而又必须做腰椎穿刺的患者事先给予脱水剂治疗,这一严重的并发症也是容易避免的。

一直以来,患者总是对腰穿术谈虎色变,生怕腰穿时带来危险或后遗症,更有甚者认为,取脑脊液就是抽取骨髓。其实这都是误解,大可不必为腰穿检查担惊受怕。

2.45 脑卒中后会出现哪些症状?

无论是出血性脑卒中还是缺血性脑卒中,症状是都是突然发生的,也就是临床医生常说的"突发起病"。脑卒中后由于脑损伤部位及大小的不同,所以会引起不同的症状。

脑卒中的常见症状包括运动障碍(肢体瘫痪、无力)、语言障碍(言语含糊或理解障碍)、感觉障碍(感觉减退、感觉过敏等)、颅神经症状(视物成双、口角歪斜、吞咽障碍等)、共济失调(行走不稳、动作笨拙等)、记忆障碍、意识障碍、头痛、头晕等。

显然，脑卒中的症状复杂而多样，为了帮助人们有效识别这些症状，这里介绍美国脑卒中协会推荐的中风预警症状和体征，即"FAST"，分别是"面部（FACE）"，"手臂（ARM）"，"语言（SPEECH）"，"时间（TIME）"四个英文字母的首字母。

（1）F：面部歪斜。可以让患者做"微笑"的动作，观察有无一侧面部歪斜或口角的下垂。

（2）A：手臂无力。让患者举起双上肢，观察有无一侧上肢下垂或下落。

（3）S：语言困难。通过和患者对话观察患者语言是否含糊，是否能正确理解你的言语。也可以让患者说一句简单的话，或者让患者重复你的话，比如"我喜欢看书"，听他能否正确复述。

（4）T：时间。有两重含义，第一重是如果上述三项检查有任何一项不能完成，而且是在短时间内出现，须考虑卒中的可能；第二重是应该尽早就诊，抓紧时间。需要指出的是，即使症状出现后又消失了，仍旧应该立即就诊。

2.46　出现脑卒中症状为什么需要立即拨打120急救？

脑卒中属神经科急诊，当突然出现脑卒中的症状或疑似脑卒中的症状就应该立即拨打"120"，急诊就诊。原因如下：

120急救人员能对患者进行简单的症状评估，并且给予必要的急救处理和生命体征的观察，包括：① 建立静脉通道；② 监测心跳、呼吸、血压等生命指标；③ 需要时给予吸氧；④ 评估有无低血糖；⑤ 必要时给予呼吸和心脏问题的急性处理。

120急救系统能缩短院前延误的时间，以最快的速度将患者送至急诊。经过医生的评估，对于合适的患者进行溶栓治疗。使用重组组织型纤溶酶原激活剂（以下简称"rtPA"）对脑梗死患者进行溶栓治疗能快速恢复患者的脑血流，挽救受损伤的脑组织，显著降低死亡和残疾的比例。rtPA是到目前为止最有效的急性期治疗药物。但rtPA治疗脑梗死的时间窗非常窄，只有在发病4.5小时内接受静脉溶栓治疗的患者才能获益，发病超过4.5小时使用rtPA不但不能为患者带来益处，还可能增加颅内出血等并发症。并且越早治疗获益越大，有证据表明90分钟内接受溶栓治疗的患者的获益是3~4.5小时治疗的患者的2倍。所以，为了强调脑卒中患者治疗的时间观念，使患者不错过最佳的治疗时间，提出"时间就是大脑"的口号旨在增加溶栓的比率，减少脑卒中后的残障。

2.47 出现头痛就是患脑卒中了吗?

头痛是神经内科门、急诊最常见的症状之一。头痛主要分为3大类型：原发性头痛（例如偏头痛、紧张性头痛等）；继发性头痛；脑神经痛、中枢和原发性颜面痛及其他头痛。

许多人对于头痛都高度紧张，每次一发生头痛就到医院做CT检查，生怕脑出血。的确各种颅内疾患，包括脑出血、蛛网膜下腔出血、脑肿瘤、脑外伤、脑炎等均可以继发头痛。但其实门诊患者多数为原发性头痛，就是对于蛛网膜下腔出血，这个常被误诊的临床急症来说，诊断为蛛血的患者只占所有以头痛为主诉的急诊患者的1%，所以盲目检查只是造成资源浪费。

当然，这并不意味着患有原发性头痛的患者再次发生头痛就一定不是其他原因引起的。对于每一次头痛，若出现以下情况，应警惕继发性头痛的可能：① 突然发生的头痛；② 逐渐加重的头痛；③ 神经系统局灶性症状和体征（例如一侧肢体偏瘫、麻木、面瘫等）；④ 伴有发热、皮疹等情况的头痛，应注意颅内感染的可能。

出现以上警惕性症状之一者，就需要进一步辅助检查以明确诊断。尤其是对于有严重头痛急性发作的患者，应高度怀疑蛛网膜下腔出血。

2.48　怎样检测自己对脑卒中症状的识别能力？

以下是从美国脑卒中协会网站上摘录并进行改编的一些脑卒中预警症状的小测验，您可以做一下，检测自己对脑卒中症状的识别能力。

（1）如果您和朋友去超市购物，结账时您的朋友突然出现口齿含糊，您甚至无法听懂他说的话，这是您应该怎么做？

A. 他可能在和我开玩笑。

B. 他可能是患脑卒中了，我应该立即拨打120，把他送至急诊。

C. 再看看，他一定没事的，一会儿就能恢复的。

（2）如果您突然出现行走困难、头晕、无法保持平衡等一系列脑卒中症状，您应当立即：

A. 躺下休息。

B. 服用降压药物。

C. 看一下手表，确定发病时间，并且立即拨打120，去医院急诊就诊。

（3）前一天晚上您正常入睡，但清晨您突然感到头痛欲裂，并伴有呕吐，您认为应该怎么办呢？

A. 或许是以前头痛的老毛病又犯了，休息一会儿就没事了。

B. 可能是感冒或血压高了，等子女下班回家后再去医院看病。

C.可能是脑卒中了,立即拨打120,急诊就诊。

正确的答案:(1)B;(2)C;(3)C。

2.49　脑出血有哪些主要症状?

脑出血即出血性脑卒中,与脑梗死(缺血性脑卒中)相同,神经功能缺损的症状(例如,肢体无力、麻木、言语困难等)也是突然发生,但还具有以下临床特点:

多在动态下急性起病,即活动中或情绪激动时发病。而脑梗死更多的是在静态中发病,例如清晨醒来时出现症状。

除局灶性神经功能缺损症状外,还常常伴有头痛、呕吐等颅内压增高的表现,严重时可出现意识障碍,若脑出血破入脑室系统还会出现脑膜刺激征(头痛、颈项强直、克氏征阳性)。

2.50　脑干脑卒中非常危险,它有哪些症状?

脑干脑卒中的症状就较为复杂和广泛。如前所述,脑干虽小却控制心跳、呼吸、血压等最基本的生命活动,所有的运动及感觉纤维也经此通过。一定面积的脑干脑卒中后果就非常严重,可能引起昏迷,甚至死亡,所以我们要十分警惕,注意甄别。

(1)意识障碍是脑干病损的一大特点。

(2)意识清晰的脑干脑卒中患者常常主诉头晕、眩晕或不平衡感,有些患者还会出现视物成双、言语含糊。

(3)一侧面部肌肉瘫痪,同时伴有对侧肢体的瘫痪,即临床医生所说的交叉性瘫痪,这也是典型的脑干症状。

(4)部分严重的患者可表现为"闭锁综合征",此时患者虽然意识清晰，但双侧面部及肢体瘫痪，只能通过眼球的上下活动来表达自己的意愿，建立与周围环境的联系。

2.51 什么是腔梗？腔梗和脑梗死有什么区别？

"腔梗"全称"腔隙性脑梗死"，是脑梗死的一种类型，是指大脑半球或脑干深部的小穿通动脉发生闭塞，形成小的梗死灶，直径小于2.0 cm。通过头颅CT或核磁共振检查，我们能发现这些大脑深部的小梗死灶。腔隙性脑梗死的发病形式与其他类型的梗死一样是突发起病，临床症状与梗死灶的部位有关，常见的症状包括以下几种类型：

（1）纯运动性轻偏瘫：最常见，偏瘫累及同侧面部和肢体，瘫痪程度大致均等，不伴有感觉障碍、语言障碍等。

（2）纯感觉性脑卒中：表现为偏身感觉障碍，可表现为感觉异常。

（3）共济失调性轻偏瘫：表现为偏瘫，同时伴有瘫痪侧肢体的共济失调，往往下肢重于上肢。

（4）构音障碍–手笨拙综合征：表现为构音障碍、吞咽困难、病变对侧面瘫、受轻度无力及精细运动障碍。

2.52 在脑卒中的治疗中医生所说的循证医学证据指的是什么？

循证医学就是应用目前的研究证据，结合临床医师个人的专业技能和患者的具体情况，制定出具体的治疗方案。

以往临床医师在诊治患者的过程中逐渐积累临床经验，掌握了疾病诊治的方法。这种个人经验虽然值得重视,但存在局限性,因为它所反映的往往只是少数人的临床活动,容易造成偏差,以偏概全。而循证医学所依据的临床证据是来自临床试验,即在人体(患者或健康志愿者)进行的系统性研究。并对这些证据进行分级,其最佳证据等级均来自大样本的随机对照临床试验,就是将研究对象(患者或健康志愿者)随机分组,对不同组实施不同的干预(比如药物),最后比较各组的治疗效果有无不同。

举个例子,想要知道阿司匹林是否能预防脑梗死的复发,研究人员就将脑梗死患者随机的分成2组,一组给予阿司匹林,另一组不给药,经过一定时间的随访,结果用药组的脑梗死复发率比不用药组少,且经过统计学分析,这种减少是有意义的,这时可以说阿司匹林是有效的。但是除使用阿司匹林外,两组患者的其他资料,如年龄、性别、血压等情况会影响最后的结局,所以还需要足够的患者数量,才能确保已知和未知的混杂因素对各组的影响相同。这样得出的结论才是最佳证据。这种研究提示的药物才能给临床患者带来更可靠的获益。

2.53 哪些脑梗死患者适合溶栓治疗?哪些患者不适合溶栓治疗?

到目前为止,脑梗死急性期最重要的治疗就是静脉给予重组组织型纤溶酶原激活剂(rtPA)进行溶栓治疗。鉴于溶栓治疗的不良反应,大家都很关心到底哪些患者符合溶栓治疗的要求,哪些患者不适合溶栓治疗。以下是2013年美国《成年缺血性卒中患者的早期处理指南》中关于溶栓治疗的建议:

溶栓治疗的入选标准:① 确诊的具有明显神经功能缺损的缺

血性脑卒中。② 症状出现后3小时内开始治疗。③ 年龄＞18岁。

排除标准：① 近3月内有头部创伤及脑卒中病史。② 本次脑卒中的症状提示蛛网膜下腔出血。③ 近7天内有不可压迫部位的动脉穿刺。④ 既往有脑出血史。⑤ 有脑肿瘤、动静脉畸形或动脉瘤者。⑥ 近期有开颅手术或椎管内手术者。⑦ 血压升高（收缩压＞185 mmHg或舒张压＞110 mmHg）。⑧ 有活动性出血或出血倾向，包括血小板计数＜100 000/mm^3。⑨ 若近48小时内曾行肝素治疗，aPTT（一种凝血功能的指标）须在正常范围。⑩ 血糖浓度＜50 mg/dL（2.7 mmol/L）。⑪ CT扫描证实多个脑叶梗死（低密度范围）＞1/3大脑半球。

2.54 抗血小板药物有哪些？怎样选用合适的药物？

抗血小板药物通过阻止血小板的黏附、聚集、释放，防止血栓形成，成为非心源性梗死预防的重要药物。同时，基于临床研究的证据，抗血小板药物除溶栓治疗之外的又一个梗死急性期的治疗药物。常见的抗血小板药物有以下几种。

（1）阿司匹林：是目前最常用的抗血小板药物。

（2）氯吡格雷：对曾发生脑卒中、有外周动脉疾病、症状性冠状动脉疾病或糖尿病的患者，其预防效果可能较阿司匹林明显。

（3）双嘧达莫：单用无效，与阿司匹林联合应用能够降低脑卒中的风险、降低血管性死亡的危险。

选择抗血小板药物应当个体化，应基于患者的危险因素、经济情况、耐受性及其他临床特征。

（1）对于对阿司匹林过敏的患者，使用氯吡格雷是合理的。

（2）在氯吡格雷基础上联用阿司匹林增加出血风险，不推荐常规使用。

（3）对于在使用阿司匹林期间发生脑梗死的患者，目前没有证据表明增加阿司匹林剂量能够额外获益。尽管医生可能会考虑换用另一种抗血小板药物，目前还缺乏有力的证据，尚需进一步研究。

2.55 脑梗死后一定要服用阿司匹林吗？剂量是多少，要服用多久？

阿司匹林是非甾体类抗炎药物，曾经仅仅被当作一种解热镇痛药，但现在因其抗血小板作用，已成为脑卒中防治中最基础的药物，在整个心脑血管疾病的防治中具有基石地位。阿司匹林使脑卒中患者的血管事件和非致死性脑卒中分别减少1/4。

鉴于阿司匹林的有效性，我国专家共识推荐：

在脑梗死急性期：① 对于不进行溶栓治疗的急性脑梗死患者应该尽早使用阿司匹林，对于溶栓患者，应在溶栓后24小时使用阿司匹林。② 阿司匹林在急性期的剂量为150~300毫克/天。③ 在梗死急性期，除非有阿司匹林使用禁忌证，否则不能用其他抗血小板药物代替阿司匹林。④ 急性期应用2~4周后调整为预防剂量。

梗死后预防再次梗死方面：① 对于非心脏原因的脑梗死或短暂性脑缺血发作的患者建议使用阿司匹林75~150毫克/天。② 对于有中高度出血并发症危险的患者，建议使用低剂量阿司匹林50~100毫克/天。③ 阿司匹林应长期使用，停用阿司匹林则心血管疾病危险迅速恢复到原有高水平。④ 对于有阿司匹林过敏的患者，可使用氯吡格雷。⑤ 有抗凝剂禁忌证的伴有房颤的心源性脑梗死患者，建议使用阿司匹林75~325毫克/天。

2.56 为了预防脑卒中，没有脑梗死也需要服用阿司匹林吗？

没有脑梗死，即便是完全正常的人群也并非意味着不需要使用阿司匹林。

2005年的妇女健康研究（WHS）是阿司匹林在一级预防的里程碑。共有39 876例最初健康的女性（45岁或以上）参加了这项研究，她们接受阿司匹林100毫克隔日1次，观察10年，结果显示：阿司匹林使女性首次脑卒中发病率降低了17%，其中脑梗死下降24%，短暂性脑缺血发作下降22%，而脑出血的风险并未增加。其中65岁以上女性的获益更明显。这项研究证实了健康女性也能从长期服用小剂量阿司匹林中获益。

为此，我国专家共识建议年龄≥45岁的女性应用小剂量阿司匹林以降低首次脑卒中的风险。

此外，对于已经有冠心病的患者，为了预防脑卒中，也应该使用小剂量阿司匹林（75~325毫克/天）。

但必须指出的是，对于所有没有发生脑卒中的患者，尤其是80岁以上老年人（服用阿司匹林虽然获益增加，但胃肠道出血风险也明显增高），使用阿司匹林前均应仔细权衡利弊，在医生的指导下使用阿司匹林。

2.57 阿司匹林会引起脑出血吗？长期服用有什么不良反应？

因为要长期使用阿司匹林，我们就要了解它的不良反应。

　　首先,阿司匹林的禁忌证包括胃肠道出血和过敏,对于有禁忌证的患者可以考虑使用其他抗血小板药物(例如氯吡格雷)。

　　以下患者需要慎用阿司匹林,具体使用方案应向医生咨询:① 对其他镇痛剂、抗炎药、抗风湿药过敏或存在其他过敏反应;② 同时使用抗凝药物;③ 支气管哮喘;④ 慢性或复发性胃或十二指肠病变;⑤ 肾损害;⑥ 严重的肝功能障碍。

　　阿司匹林常见的不良反应为胃肠道反应,主要为胃部不适感,偶有恶心,呕吐和腹泻。对于60岁以上的老人、服用大剂量阿司匹林、有胃溃疡病史或正在服用激素等药物的患者更容易出现胃肠道不良反应。肠溶制剂的胃肠道反应相对较轻。

　　其次,另一个重要的副反应是出血,最受关注的无疑是胃出血和脑出血。对于胃肠道出血高危患者服用阿司匹林,建议联合应用质子泵抑制剂或H_2受体拮抗剂。对脑出血而言,单用阿司匹林引起脑出血的危险极小,两个大型研究结果显示脑梗死患者早期使用阿司匹林不但对于降低病死率和残疾率有一定效果,而且有症状的脑出血无显著增加。

　　其他部位的出血,例如鼻出血、牙龈出血可能不太受关注,但由于阿司匹林的作用持续1周,所以在拔牙和进行外科手术之前应该告知医生自己在服用阿司匹林,通常情况下在择期手术前7~10天需要停用阿司匹林。

　　小剂量阿司匹林能减少尿酸的排泄,对易感者可引起痛风发作,所以患者用药期间若发生小关节疼痛等痛风症状可及时告知医生以采取必要的措施。此外,少服或忘记服药的患者,下次服药时不要服用双倍的量,而应继续按规定和医生的处方服用。

　　总之,在脑卒中的二级预防中阿司匹林的获益远远大于风险,在能够耐受的情况下应坚持长期服用阿司匹林。

2.58 伴有心脏病的脑梗死患者也是用阿司匹林进行预防治疗吗？

一般来说，伴有心脏疾病的脑梗死患者复发性脑卒中的风险很高。由于经常难以确定确切的发病机制，因此很难选择应用抗血小板药（例如阿司匹林）还是抗凝药（例如华法林）。但对于有高危心源性栓塞源的脑梗死患者，一般应予抗凝药治疗以预防脑卒中的复发。

对于有阵发性（间歇性）、持续性房颤的脑梗死或短暂性脑缺血发作（TIA）的患者，目前各国指南均推荐进行抗凝治疗，例如华法林，其剂量根据INR（国际标准化比值，一种凝血指标）的数值进行调整，INR的目标值为2.5，范围2.0~3.0。对于不能服用口服抗凝药的患者，推荐单独使用阿司匹林。

不但如此，对于有风湿性二尖瓣疾病的脑梗死或短暂性脑缺血发作患者，不论是否存在房颤，也应进行华法林治疗（INR目标值2.5，范围2.0~3.0）。而非风湿性二尖瓣疾病且无房颤的患者，可使用抗血小板治疗（阿司匹林等）。

对于存在各种人工心脏瓣膜的脑梗死或短暂性脑缺血发作患者，也推荐使用华法林治疗（INR目标值3.0，范围2.5~3.5）。

而对于二尖瓣环钙化、二尖瓣脱垂的患者，可以考虑使用阿司匹林类抗血小板药物进行预防治疗。

2.59 脑卒中患者降压过程中要注意些什么？

高血压是脑卒中最为重要的可改变的危险因素。无论收缩压还是舒张压升高均是脑卒中的主要危险因素。研究证实,高血压患者发生脑出血和脑梗死的危险是非高血压患者的5倍,而有效的降压治疗能使脑卒中的发生减少40%左右。但脑卒中患者在降压时要注意以下几个方面。

对于脑梗死或短暂性脑缺血发作的高血压患者,绝对的目标血压水平和降低程度不确定,但一定是根据患者的年龄、基础血压等情况实施个体化的治疗方案。血压的正常值是< 120/80 mmHg。目前建议在可以耐受性的情况下,脑卒中患者应将血压降至140/90 mmHg以下,理想应达到≤ 130/80 mmHg。

脑卒中患者的降压治疗强调长效和平稳,切忌骤然将血压降低。老年脑卒中患者的脑血管自动调节功能较差,对血压的急骤变化难以适应,平稳缓慢降压有利于保护脑组织免遭缺血缺氧的损伤。

此外,血压的昼夜节律在清晨最为显著,此时,人体由睡眠状态转为清醒并开始活动,血压从相对较低水平迅速上升至较高水平,这种现象即为"血压晨峰"。所以这时容易发生脑卒中。因此遏制晨峰高血压,对预防脑卒中来说非常重要。所以我们应选择长效的降压药物,进行平稳降压。

2.60 血压是否越低就越不容易患脑卒中?

高血压是脑卒中的重要的独立危险因素。有效的降压治疗能使脑卒中的发生减少40%左右。但过低的血压会影响脑部血流的灌注,同样对于人体是不利的。但到目前为止,绝对的目标血压水平尚不确定。对于高血压患者应当遵循个体化治疗的原则,切忌快速、大幅度的降压。降压治疗要充分考虑到患者年龄、基础血压、耐受性等因素。

对于脑卒中急性期，临床研究已证实过度的、大幅度的降低血压，反而会导致疾病的加重，不利于神经功能的恢复。

总之，我们应该进行合理、适度的血压治疗。

2.61　高压氧治疗对脑卒中患者起什么作用？

高压氧治疗就是在高压条件下吸入100%氧气，以达到治疗疾病的目的。对于已发生血供障碍的组织，它是增加组织氧浓度的唯一方法。除了溶栓治疗恢复血供外，额外的氧气供应可能也是恢复神经组织功能的一种方法。但目前仍缺乏一致的临床研究成果。

高压氧最重要的副反应就是高浓度氧的毒性作用，中枢神经系统和周围组织都可能受影响。表现为癫痫发作、意识障碍、胸痛、咳嗽、呼吸困难、视网膜萎缩等。不良反应的出现与高压氧持续的时间、启动的时间及氧的浓度等有关。此外，不同的个体对高浓度氧的敏感性差异也是不良反应的原因。

总之，高压氧治疗脑卒中的疗效和安全性还需进行高质量的临床研究加以证实。就目前而言，各国脑卒中指南均未推荐高压氧治疗。

2.62　什么是脑水肿？有哪些原因会导致脑水肿？

脑水肿是指各种外源性或内源性有害因素的刺激所致的脑内水分增加、脑容积增大的病理现象，它是常见的中枢神经系统病理改变。脑水肿的主要临床表现是颅高压的症状，包括头痛、呕吐、视神经乳头水肿；当水肿累及额叶、颞叶时还可以引起精神障碍，严重者出现神志不清、昏迷。发生脑水肿后,需要积极治疗原发疾病,同时有效降低颅内压。

许多疾病均可以引发或伴发脑水肿,包括:脑卒中、颅脑损伤、颅内肿瘤、中枢神经系统感染、癫痫持续状态等。

2.63 如何治疗颅内压增高?

颅内压是指颅腔内容物对颅腔内壁的压力。颅腔内容物由脑组织、脑脊液和血液组成,其中任何部分的容积增加均会导致颅内压增高。当颅内压持续超过15 mmHg(2.00 kPa)时,称为颅内压增高。颅内压增高是急性脑卒中的常见并发症,也是脑卒中患者死亡的主要原因之一。

颅内压增高常见的临床表现包括头痛、呕吐、血压增高、视神经乳头水肿、意识障碍,严重者昏迷、心跳呼吸等生命体征出现变化,甚至死亡。

重症颅内压增高是神经科的危重急症,临床治疗措施有以下方面:

(1)去除病因。

(2)卧床休息,避免和处理引起颅内压增高的因素,如头颈部过度扭曲、激动、用力、发热、癫痫、呼吸道阻塞、咳嗽、便秘等。

(3)抬高头位有利于脑静脉的回流,颅内压下降。通常将头位抬高30°。

(4)脱水利尿药物治疗,例如甘露醇、呋塞米(速尿)等。

(5)对于发病48小时内,60岁以下的恶性大脑中动脉梗死伴严重颅内压增高、内科治疗不满意且无禁忌证者,可请脑外科会诊考虑是否行减压术。

2.64　什么是昏迷？不能说话也属于昏迷吗？

昏迷是指意识完全丧失，无自发睁眼，缺乏觉醒-睡眠周期，任何感觉刺激均不能唤醒的状态。按其程度可分为：浅昏迷、中度昏迷、深昏迷。昏迷的原因可能是各种脑部病变（脑卒中、脑外伤等），也可能是全身性疾病（例如，严重的感染、一氧化碳中毒等）。

昏迷属于一种严重的意识障碍。所谓意识是指人们对自身和周围环境的感知状态，可通过语言和行动来表达。但不说话并不代表意识障碍或昏迷。不说话可能是语言功能障碍的表现，比如运动性失语。对意识障碍或昏迷的判断除言语反应外，还可通过患者睁眼反应、对疼痛的刺激来判断。

2.65　对昏迷的脑卒中患者应怎样护理？

当脑卒中患者出现昏迷时意味着病情极其危重，家属在日常照料和护理中要给予更多的关心，这也是关系到抢救成功的一个方面。

（1）经常观察患者心电监护仪上显示的生命体征，包括呼吸、心跳、血压、氧饱和度等。

（2）尽量采取侧卧位，侧卧位时可在肩部和腰部放置枕头。平卧位时头应偏向一侧，以防止舌后坠和分泌物阻塞呼吸道；有分泌物和呕吐物时应立即清除干净，防止误吸和窒息。

（3）勤翻身、拍背，防止卧床引起的肺炎、褥疮等并发症。一般建议每2小时给患者翻身一次，对于偏瘫或四肢瘫痪的患者要动作轻柔，不能在床上拖拉患者，以防发生皮肤的擦伤。

（4）平时保持床单平整，不要有皱褶、食物碎屑等，以免引起皮肤受压、破损。

（5）当发现患者的皮肤出现发红、肿胀变硬时，应避免该部位继续受压，并及时告知医护人员，进行局部护理。

（6）定时给患者进行肢体的被动活动，预防关节挛缩和下肢深静脉血栓形成、促进神经功能的恢复。

（7）昏迷患者基本接受鼻饲（插鼻胃管）饮食，家属在每餐注入鼻饲匀浆前均应抽取少量胃液，观察是否有上消化道出血（胃液呈暗红色或血性）。

（8）经常呼唤患者的名字，给予言语信号刺激；定期对患者肢体和全身皮肤进行按摩，增加外界刺激；给患者枕边或耳旁放置袖珍收放音机，以言语和音乐共同促醒。

2.66 脑卒中急性期，家属要特别留意患者的哪些情况？

当患者出现脑卒中后，家属作为陪护人员，不但应该保持镇定，而且应该细心的观察患者的病情，及时与医护人员交流。

（1）通过患者言语的交流、眼球的活动、肢体的反应判断患者的意识状况。

（2）观察患者的呼吸情况，包括呼吸的频率、节律，口唇及四肢末端颜色。

（3）对于有心电监护仪的患者，应观察心电监护仪上有关呼吸、心跳、血压、氧饱和度等生命体征的数值。

（4）在病情允许的情况下，鼓励患者活动（包括局部肢体的活动），对于严重偏瘫或四肢瘫痪的患者，应勤翻身、拍背，以减少肺炎、褥疮等并发症的发生。

（5）对于呕吐的患者，应及时将呕吐物清除干净，以防误吸和窒息。平时尽量采取侧卧位，或头部偏向一侧，以防止舌后坠和分泌物阻塞呼吸道。

（6）对于瘫痪侧肢体应定时给患者进行肢体的被动活动，预防关节挛缩和下肢深静脉血栓形成、促进神经功能的恢复。

（7）对于失语或意识情况差的患者，要留意排尿时间，如果半天没有排尿，应询问患者或告知医生。

2.67 脑卒中后癫痫发作有哪些表现？需要怎样治疗？

癫痫俗称"羊角风"或"羊癫风"，是大脑神经元突发性异常放电，导致短暂的大脑功能障碍的一种慢性疾病。大家比较熟悉的发作是大发作，表现为意识丧失、跌倒伴肢体抽搐，有些还伴有二便失禁、舌咬伤。其实癫痫有各种复杂多样的临床表现，如单纯一侧肢体的抽搐而意识保持清晰的，不同程度的意识障碍等。

癫痫病因复杂多样，对于老年人而言，脑卒中是其中的一个重要原因。脑梗死、脑出血、蛛网膜下腔出血都有继发癫痫的可能，尤其是颞叶、额叶的脑卒中，病灶更容易引起癫痫发作。

一旦诊断为继发性癫痫就应按癫痫常规治疗。但到目前为止，对于脑梗死和脑出血都不推荐预防性应用抗癫痫药物，即在出现癫痫发作之前使用抗癫痫药物以避免之后的发作是没有证据的。但对于蛛网膜下腔出血情况有所不同。由于蛛网膜下腔出血后有多达20%的患者可能会发生癫痫，且大多发生在发病最初24小时内。

2.68 脑卒中急性期有哪些常见的其他脏器并发症？

我们常说人是一个整体，发生脑卒中后，绝不仅仅是脑部受损，一次脑卒中对脑部以外的其他脏器同样是一个打击，它们可能因此出现明显的功能障碍,即并发症。急性脑卒中的患者可能出现一系列的并发症,这些并发症可能导致死亡或功能恢复不良。研究显示,脑卒中发病数天内的死亡通常是脑损伤直接导致的,但之后的主要原因是感染、静脉血栓或心脏疾病等并发症。脑卒中后的常见并发症如下:

(1)感染:脑卒中后常见的感染包括肺炎和尿路感染。

(2)心脏损伤:包括急性心肌梗死、心律失常(严重时发生心脏骤停)、心力衰竭等,是急性脑卒中的主要死亡原因之一。在脑卒中早期应密切注意心脏情况,如有心悸、胸闷等不适,要及时告知医生,必要时行动态心电监测及心肌酶谱测查,及时诊治心脏疾患,安全度过急性期。

(3)深部静脉血栓形成与肺栓塞。

(4)上消化道出血:一般发生在脑卒中的急性期,有时在发病后数小时就出现。病情越重,上消化道出血的发病率越高。表现为:呕吐咖啡色液体(或从胃管内引流出)或柏油样大便等。急性大量出血还会引起末梢循环衰竭表现(血压下降、皮肤湿冷,尿少等)和血红蛋白下降。

(5)水电解质紊乱:主要有低钾血症、高钠血症和低钠血症。

(6)急性肾衰竭:急性脑卒中可诱发或导致急性肾衰竭,后者可以加重脑血管病,或直接促使患者死亡。由于急性脑血管病患者多为中老年人,大部分合并有肾脏受损,一旦发生急性脑血管病,则易发生急性肾衰竭。

2.69　如何预防脑卒中后并发肺炎?

肺炎是脑卒中患者的常见并发症,也是脑卒中死亡的主要原因之一。脑卒中后出现发热往往提示肺炎可能。肺炎常常发生于病情严重、长期卧床和不能咳嗽的患者，误吸是脑卒中后发生肺炎的主要原因。所以早期识别和处理吞咽困难和误吸，对预防吸入性肺炎有重要作用。以下方面是脑卒中后肺炎的预防和治疗方面的建议：

（1）进食前要先进行吞咽功能的评估。

（2）对于有误吸危险的脑卒中患者应考虑暂时禁食。吞咽困难的患者可通过鼻饲（插鼻胃管）预防吸入性肺炎。

（3）患者应采用侧卧位或头向一侧偏，以防止舌后坠和分泌物阻塞呼吸道。

（4）有分泌物和呕吐物时应立即处理，防止误吸和窒息。此外，吸痰也有助于减少误吸的危险。

（5）对于神志清晰并且有一定活动能力的患者，建议经常改变在床上的体位，而对于昏迷或完全偏瘫的患者，家属要定时给患者翻身和拍背，加强康复活动，这是预防和治疗肺炎的重要措施。

（6）发生肺炎后应接受抗生素治疗。痰液培养、药物敏感试验有助于抗生素的选择。

（7）脑卒中后预防性地应用抗菌药物（即在出现肺炎前使用药物）并不能减少肺炎或其他感染的发生风险。

（8）可以鼓励患者进行深呼吸，这样有助于减轻肺不张的发生。

2.70 脑卒中会引起吞咽障碍吗？

吞咽障碍是指患者需要比正常更长的时间或费更大的劲才能将食物或液体咽下去，患者除表现为吞咽困难，进食时间延长，还常表现为吞咽呛咳，甚至有时候患者根本无法将食物或液体咽下。当然偶尔的因进食太快或不慎引起的吞咽障碍并不是病理性的。

正常情况下，我们在进食时喉咙和食管的肌肉在神经的支配下一张一缩，配合良好才能把食物或液体推向胃部，完成吞咽动作。脑卒中后，如果管理吞咽的神经中枢受损，就会出现吞咽障碍，它是脑卒中的常见症状，据统计65%的脑卒中患者可能出现吞咽障碍。

2.71　如何评估吞咽障碍对脑卒中患者的影响？

误吸（吸入食物或饮料）是吞咽困难患者的常见问题。误吸即指食物或胃内容物因各种原因进入气道或肺。这样可能引起肺部感染，也就是医生常说的吸入性肺炎。而肺炎是脑卒中后死亡的一个重要原因。

所以在脑卒中后，进食前应该先确定患者有无吞咽困难或误吸的危险，这就需要对吞咽功能进行评估。目前比较常用的方法是床旁饮水试验。这个方法操作简单，具体检测方法如下：

让患者端坐、喝下30毫升温水，记录需要的时间和呛咳的情况。

（1）正常：能在5秒之内，顺利地（无呛咳）1次将水咽下。

（2）可疑：顺利地1次将水咽下，但超过5秒；或分2次将水咽下，但不出现呛咳。

（3）异常：出现呛咳（无论分几次咽下）或不能咽下。

尽早进行吞咽功能的评估，以便采取必要的措施预防吸入性肺炎，同时开展吞咽功能的康复训练，这些都是脑卒中急性期治疗的重要方面。

2.72　脑卒中后有吞咽障碍的患者，应怎样进行康复治疗？

脑卒中后继发的吞咽障碍对患者营养的维持、疾病的康复以及生活质量都有很大影响。虽然一半以上的患者在脑卒中后会发生吞咽障碍，但吞咽困难的恢复较快，大多数吞咽障碍经过及时的治疗可恢复或减轻症状。据统计，超过一半的患者在发病1周内症状就有改善，数周后可恢复。下面介绍一些简单的康复动作供患者和家属参考。

（1）口腔周围的自主及被动运动：可以让患者对着镜子做紧闭口唇、噘嘴、抿嘴等动作，有能力的患者还可以吹口哨。

（2）进行舌肌运动：让舌头做前伸、后缩、侧方及卷舌运动，或让舌背抬高，触碰硬腭。家属也可以给予适当的阻力，让患者进行抗阻力运动。对于不能主动完成动作的患者，家属可牵拉患者的舌部做被动运动。

（3）冰块按摩皮肤：用冰块轻轻击打口唇周围的皮肤或用指尖轻叩。

（4）冰块按摩咽喉：进餐前，用冰冻的棉棒一端压前腭弓、后腭弓、软腭、咽后壁及舌后部，这样能提高口咽部对食物的敏感度，促进吞咽反射。

（5）空气或唾液吞咽训练：在没有食物的情况下，做空吞咽动作使喉上抬，训练喉上提。

（6）发声训练：对症状严重的患者可以先从单个音或单个字开始进行康复训练，之后可以练习哼唱。另外咳嗽、小口呼吸等动作也有利于吞咽障碍的康复。

2.73 脑卒中急性期吞咽困难的患者是否需要静脉营养？

脑卒中后的营养支持是急性期治疗的一部分。脑卒中后对于能正常经口进食者无需额外补充营养，但伴有吞咽困难的患者容易引起营养不良,继而导致神经功能恢复减慢。大型的临床研究(FOOD)已经证实脑卒中患者合并营养不良是预后不良的独立危险因素。此外,营养不良患者在住院期间更容易并发肺炎或其他部位的感染,以及胃肠道出血。

营养不良是指因能量、蛋白质及其他营养素缺乏或过度,导致机体功能乃至临床结局发生不良影响。对此类患者进行营养支持能改善疾病的预后。营养支持是指包括经口、肠道或肠外途径为患者提供较全面的营养素,分为肠内营养和肠外营养。肠内营养是指经消化道给以营养素,分为经口和鼻饲两种。肠外营养是经静脉为无法经胃肠道摄取和利用营养物的患者提供包括氨基酸、脂肪、碳水化合物、维生素及矿物质在内的营养素。

FOOD研究发现对于脑卒中伴吞咽障碍患者进行早期肠内营养可能减少病死率。因此,该研究建议脑卒中伴吞咽障碍患者尽早(7天内)给予肠内喂养,可选择鼻胃管途径。

但临床上考虑到很多吞咽困难的患者在发病后较快恢复,如果患者没有营养障碍的危险,应权衡利弊,发病最初数天之内不必采用鼻饲。如果患者存在营养障碍,可较早给予鼻饲。

2.74 在对脑卒中患者进行护理时怎样避免或减少误吸的发生?

误吸是脑卒中后合并肺炎的主要原因。而后者肺炎是脑卒中患者死亡的主要原因之一。所以我们在日常护理中要格外留心,尽量减少误吸的可能。以下是一些建议:

(1)对于神志清醒的患者,在进食或饮水之前,应咨询医生或让医生进行吞咽功能的评估。

（2）对于能够进食的患者，家属需要对患者的日常食物进行调整，因为有些食物可能很难咀嚼或咽下，而太稀薄的液体又会过快得进入口腔和喉咙而易于出现呛咳，相对来说，厚稠的食物（软食、糊状或冻状）能较缓慢地咽下。将食物做成"中药丸"大小也是一个不错的方法。

（3）躺着进食容易发生呛咳，所以建议在病情允许的情况下，要让患者坐直了进餐或喝水。并且进食后，为防止食物反流，应保持坐位半小时以上。

（4）进食或喂食时要有耐心，保证充分的时间，不能心急，每口食物都应少量，特别是喝水或类似的液体时更要当心，以免呛到气管内。

（5）进食完毕后，一定要确保口腔中没有食物残留，否则容易在睡眠或说话时引起误吸。

（6）对昏迷患者，要采取侧卧或将患者的头部转向一侧，这样能避免误吸。

（7）昏迷或有吞咽困难者在发病2~3天后即应该接受鼻饲营养（插鼻胃管）。当然考虑到很多吞咽困难的患者在发病后较快恢复，如果患者没有营养障碍的危险，应权衡利弊，发病最初数天之内不必采用鼻饲。如果患者存在营养障碍，可较早给予鼻饲。

2.75 脑卒中患者一定需要卧床吗?

有些类型的脑卒中需要卧床，但卧床会造成肺炎、深静脉血栓形成、肺栓塞和褥疮等并发症，长期制动更可导致挛缩、骨科并发症或压迫麻痹。脑卒中患者是否需要卧床休息，与脑卒中

的类型和疾病的严重程度有关,并不能一概而论。下面是简单的归纳:

（1）对于脑梗死患者,入院后24小时内,应该经常观察患者的神经功能状况和生命体征。多数患者首先是卧床休息,一旦病情稳定就该开始活动。在患者转为直立体位时易出现神经系统症状恶化,因此此时应对患者进行密切的观察。

（2）对于出现明显脑水肿或颅内压增高的患者应卧床休息,避免肌肉活动或用力等因素使颅内压进一步增高。

（3）对于脑出血患者,发病早期应卧床休息,并抬高床头至30°（能降低颅内压）;对于临床病情稳定的脑出血患者,推荐早期活动和康复训练。

（4）对于蛛网膜下腔出血的患者,卧床休息是治疗规程的常规医嘱,旨在减少再出血。

（5）在患者卧床期间,建议患者自己或在家属帮助下经常翻身以预防卧床的并发症。

（6）患者和家属都应该认识到早期活动可以减少肺炎、深静脉血栓形成、肺栓塞和褥疮等并发症的发生。

（7）一定要选择适当的活动,在患者耐受的范围内进行,避免跌倒或其他意外的发生是始终需要谨记的。

2.76 脑卒中后引起的语言障碍有哪些表现?

语言障碍是中风的常见症状。一种情况是延髓病变或双侧大脑病变引起的构音障碍,表现为言语含糊,严重时甚至完全不能发音,但患者对语言（书面或口语）的理解能力没有障碍。另一种情况是语言中枢损伤而导致的语言障碍,专业上称之为"失语"。失语并不单纯指不会说话，它有各种不同类型和表现，常见的类型见下：

（1）运动性失语：发生运动性失语的患者能听懂被人的话但语言表达困难，严重者完全不能说出只字片语，轻者能说些字和词，但不能连词成句或不能流畅的表达自己内心的想法。

（2）感觉性失语：是另一类比较常见的失语。患者会说话但不会听，患者虽然听力正常，能听到对方的声音，但不能理解别人说话的意思，所以经常会答非所问。如果患者同时存在运动性失语和感觉性失语，我们称之为混合性失语。

（3）命名性失语：也较常见，此类患者虽然知道某个物品的用途或性质，但说不出它的名字。当医生指着铅笔，让患者说出此物品的名字，他只会说："写字用的"，却不能道出"铅笔"两字。

（4）失读：另有一些患者的语言障碍表现为不能阅读，它们虽然视力正常，能看见书面上的文字，但不能朗读出这些文字。

（5）失写：患者的手部的运动功能是正常的，但不会写字。

2.77 脑卒中后出现排尿障碍怎么办？

排尿障碍在脑卒中早期很常见，主要包括尿失禁与尿潴留。其中尿失禁在脑卒中早期很常见，一半以上的中重度脑卒中患者会在住院期间发生尿失禁，重症脑卒中患者更常见，许多患者在出院后仍然存在，但多数能在脑卒中后3~6个月时好转。部分患者则发生尿潴留。同时，尿失禁与尿潴留后常留置导尿管，后者也是尿路感染的主要原因。建议患者或家属：

（1）记排尿日记：对于尿失禁，患者或家属要记录48~72小时排尿日记,包括每次排尿和发生尿失禁时的尿量和时间,有无尿意和排尿感。

（2）定时小便训练程序:如果患者每3小时尿失禁1次,其训练方案为白天每2小时排尿1次,而在这2小时之间要抑制急于排尿的欲望;一旦患者能够白天控制排尿连续保持3天,则排尿间隔可延长半小时,直到达到满意的结果或可节制排尿为止。

（3）对于尿潴留的患者,排尿时可在耻骨上施压,加强排尿。测定膀胱残余尿,必要时可间歇性导尿或留置导尿。

2.78 脑卒中后如何预防尿路感染?

尿路感染在脑卒中患者中比较常见,大多与患者的病情严重程度有关。尿路感染主要继发于因尿失禁或尿潴留留置导尿管的患者,与脑卒中的预后不良有关。关于尿路感染,患者或家属在脑卒中发病期间要注意以下问题。

脑卒中患者常发生尿失禁,而患者或家属常常为了方便护理或者担忧尿道周围皮肤出现并发症,往往要求医生给予留置导尿管,但这样做明显增加了尿路感染的危险。所以对于尿失禁患者应尽量避免留置尿管,可定时使用便盆或便壶,白天每2小时1次,晚上每4小时1次。对于尿潴留者,必要时可间歇性导尿或留置导尿,但要尽可能避免长期使用导尿管。

脑卒中患者只要出现发热就应该进行尿液检查,以寻找感染的原因。一旦出现尿路感染,应及时采用抗生素治疗,并进行尿细菌培养和药敏试验,以选择合适的抗生素。与肺部感染一样,并不建议预防性应用抗生素,即在出现尿路感染之前使用抗菌药物以预防之后出现尿路感染的方法是不科学的。

2.79 为什么有些脑卒中患者会出现深静脉血栓形成和肺栓塞?

深静脉血栓形成是指血液在深静脉系统不正常地凝结,好发于下肢。长期卧床是此病的危险因素。因此,在高龄、卧床不起的严重脑卒中患者中,深静脉血栓形成的发病风险高。

深静脉血栓形成主要表现为患肢肿胀、疼痛。有症状的深静脉血栓形成明显阻碍了脑卒中后的肢体康复。此外,深静脉血栓形成最重要的并发症是肺栓塞。血栓脱落可致肺栓塞,危及生命。脑卒中死亡的原因中肺栓塞大约占10%。临床中,以下措施用于预防卒中患者的深静脉血栓形成:

（1）在疾病允许的情况下,家属也要鼓励患者尽早下床进行活动,当然在活动过程中要注意保护,避免跌倒或其他意外。

（2）对于瘫痪严重或其他原因不能下床活动的患者应尽量在床上做局部运动,抬高下肢;家属可以帮助患者进行瘫痪侧肢体的被动运动。

（3）尽量避免下肢静脉输液,特别是瘫痪侧肢体。

2.80 脑卒中后为什么患者会出现情绪障碍?

脑卒中后引起的各种情感变化的发生机理非常复杂,一方面是对脑卒中事件的反应性症状,另一方面是疾病本身造成的。

首先,脑卒中导致患者躯体功能的障碍、社会功能损害、社会地位或人际关系的变化,使患者出现反应性的情感改变。比如脑卒中后出现的严重瘫痪,使患者从原本的工作状态转为基本生活也要他人照顾,或者出现运动性失语、无法与他人交流或表达正常的需要,从而易怒甚至产生过激行为。

其次,脑卒中病灶造成脑部某些部位的损伤也是脑卒中后患者情感变化的原因。大脑额叶、颞叶与我们的高级精神活动有关。额叶病损时可以出现人格改变,表现为表情淡漠、反应迟钝或行为幼稚,也可出现易怒、欣快等症状。颞叶病变的患者可能出现各种幻觉,比如看到奇形怪状的人和物(幻视);听到声音变大或变小及喧哗声(幻听);闻到难闻的臭味(幻嗅),也可能出现精神迟钝、表情淡漠。其他部位的病变,如边缘叶或皮质下的结构病变也会产生一定的情绪障碍。另外,疾病导致的神经递质的改变也是发病的机制之一。

2.81 脑卒中后患者的情绪障碍主要有哪些表现?家属如何帮助患者?

脑卒中后常见的情感障碍就是出现抑郁和焦虑。抑郁的核心表现是情绪低落、兴趣缺乏、乐趣丧失。轻症的患者可以仅仅是闷闷不乐,有些患者整天沉浸在一些错误的观点或概念中,比如“我不应该得脑卒中”,“从此我就成废人了”等,严重的患者甚至会感到悲痛欲绝,觉得“还不如死了”。而焦虑的患者常常表现为烦躁不安,情绪激动等。脑卒中急性期以焦虑障碍居多,抑郁障碍的发病高峰出现在脑卒中后3~6个月。

脑卒中后的抑郁与焦虑情绪阻碍了患者的有效康复,从而影响患者的生活质量。建议家属在理解患者的基础上,能帮助他们改善症状。

（1）要重视患者的情绪变化。

（2）要与患者建立良好的关系，加强交流沟通，安慰和鼓励患者，消除患者的无助感和孤立感，帮助患者建立自信心。

（3）在患者出现情绪不稳定，甚至失去控制时，家属要保持冷静，接受患者的行为，可以继续自己的事情，不要批评患者。

（4）可以将患者的情绪变化告知医生，对于明确的抑郁或焦虑症，应接受药物治疗。

（5）如果他们愿意的话，可以带他们到亲友家，或请朋友来探望他们，总之让患者充实起来，振作起来。

（6）让患者做些事情，比如听音乐、看电视等，这样不但可以稳定患者的情绪，改善心境，还能提高生活质量。

2.82　脑卒中也会引起痴呆吗？

痴呆不属于正常的衰老，是医学术语，是特指后天获得的认知功能障碍，也就是器质性疾病引起的一组严重认知功能缺陷或衰退的临床综合征。痴呆的主要症状包括记忆丧失，缺乏判断力，定向障碍和行为变化，并且这些症状已经严重到影响社会或职业活动（例如工作，购物，做饭，吃饭，洗澡，穿衣等）。

许多疾病（病因）可能导致痴呆。脑卒中（梗死或出血）引起痴呆时，患者的认知功能在脑卒中的3个月后出现突然恶化，或呈波动性、渐进性发展，临床称之为"血管性痴呆"。它是仅次于阿尔茨海默病最常见的痴呆病因，占所有痴呆的10%~50%。

2.83 脑卒中患者的认知功能障碍有什么特点?

（1）记忆力减退：记忆力减退是脑卒中患者的认知功能障碍的主要表现之一，但这里说的记忆损害主要是指近记忆力受损。表现为刚发生的事、刚说过的话没有记忆，常常反复询问同一件事或经常找不到东西，而对年代久远的事记忆相对较清晰。

（2）执行功能障碍：值得注意的是，虽然各种类型的痴呆都出现记忆力障碍，但并非均出现在认知障碍早期。对于脑卒中患者的血管性认知障碍早期或轻度时，患者记忆力减退并不明显，而主要表现为执行功能障碍。执行功能指的是有效地启动并完成自己决定的、有目的的活动的能力。

（3）其他认知能力障碍：随着疾病的进展患者会出现其他认知能力的障碍，如空间定向能力、结构能力、语言理解表达能力、使用工具和基本操作能力等。要注意认知域的损害是多种多样的，它对患者职业或社会功能的影响也因人而异。并且在病程的不同期间还会出现多种精神行为异常，包括抑郁、焦虑、恐惧、怀疑、冲动、欣快、不安、幻觉等。

2.84 医生是如何对脑卒中后痴呆进行诊断的?

首先，临床医生通过病史及应用一系列标准化的信度与效度俱佳的测验工具对患者的认知功能进行评估。在向医生介绍病史和日常情况前，我们首先应了解认知的概念。

认知是人类心理活动的一种，是指个体认识和理解事物的心理过程。认知功能由多个认知域组成，包括记忆、计算、时空间定向、结构能力、执行能力、语言理解和表达及应用等方面。临床就医时，医生可以通过问讯了解患者以上各方面的情况，有时还需要通过对其照料者的问讯补充和核实有关情况。

除病史外，临床还针对病情特点，选用不同的量表或测量工具对患者认知功能做进一步的评价。但需要指出的是，检测必须是在患者意识清晰的情况下进行，此外，当患者躯体状况不佳、情绪障碍或不配合时也会影响认知检查的结果。

当证实患者有认知功能障碍或痴呆时，要进行病因的判断。如上所述，并不是所有的痴呆都是脑卒中引起的，如临床上最常见的痴呆是阿尔茨海默病。血管性痴呆首先是具有脑卒中史，患者有局灶体征（如偏瘫）及相应的影像学证据。若痴呆发生在脑卒中3个月后，表现为认知功能突然恶化，或呈波动性、渐进性发展，则为脑卒中引起。

2.85 对脑卒中患者有没有简单的认知功能检查方法？

简明精神状态量表（MMSE）（表2-6）是临床工作中最常用的老年痴呆筛查量表，它包括时间与地点定向、语言（复述、命名、理解指令）、心算、即刻与短时听觉词语记忆、结构模仿等项目，满分30分，按患者教育程度判定认知功能缺损的分值为：文盲为17分，小学为20分，中学及以上为24分。

表2-6 简易精神状态评价量表（MMSE）

序　号	项　　　　目	正确记分
1	今年是哪一年	1
2	现在是什么季节？	1
3	现在是几月份？	1
4	今天是几号？	1
5	今天是星期几？	1
6	你住在哪个省？	1
7	你住在哪个县（区）？	1
8	你住在哪个乡（街道）？	1
9	咱们现在在第几层楼？	1
10	咱们现在在哪个医院？	1
11	复述：皮球	1
12	复述：国旗	1
13	复述：树木	1
14	100-7=？	1
15	93-7=？	1
16	86-7=？	1
17	79-7=？	1
18	72-7=？	1
19	回忆：皮球	1
20	回忆：国旗	1
21	回忆：树木	1
22	出示手表，问这个是什么东西？	1

（续表）

序　号	项　　目	正确记分
23	出示钢笔,问这个是什么东西?	1
24	我现在说一句话,请跟我清楚地重复一遍:"四十四只石狮子。"	1
25	请读出卡片上的句子"闭上你的眼睛",并按意思作动作。	1
26	按口头指令做动作:"用右手拿着这张纸。"	1
27	按口头指令做动作:"用两只手将纸对折起来。"	1
28	按口头指令做动作:"将纸放在您的大腿上。"	1
29	写一句完整的句子（含主语和谓语）	1
30	按样画图:	1

注:第11~13是检测语言即可记忆能力,检查者告诉受试者三种相互无关的东西的名称（如:皮球、国旗、树木）。说完3个名称之后,让受试者重复,得分取决于他们首次重复的答案。第14~18是检测注意力和计算力,要求患者从100开始减7,连续减5次,因为同时检测注意力,所以检查者不要提醒受试者前一次减7后的数值。每答对1题得1分,如果前次错了,但下一个答案是对的也得1分。例如,100-7=90（不得分）,90-7=83（得1分）。

2.86 怎样对脑卒中后认知功能障碍进行治疗和康复训练?

　　认知功能损害或大脑皮层其他高级功能缺损,是脑卒中后的严重症状。尽管这些表现不如偏瘫等症状引人注目,但却明显延迟和严重妨碍语言、心理和肢体的康复。甚至有学者发现脑卒中后处于残疾状态患者中,偏瘫本身极少构成残废的原因,更多的是认知损害而导致长期卧床和生活能力丧失,对其病情缺乏自知力。所以对脑卒中后认知功能障碍的干预和治疗是非常重要的。

认知功能障碍的治疗药物包括胆碱酯酶抑制剂(多奈哌齐等)、兴奋性氨基酸拮抗剂(美金刚)、钙拮抗剂(尼莫地平)等。此外,积极和严格地控制高血压、高血糖和脂质异常等血管性危险因素,也能有效控制及延缓认知功能衰退、减少痴呆的发生。

除药物治疗外,还应重视患者的心理健康。脑卒中后由于突然发生的身体疾患及环境的改变,容易使患者产生一定程度的心理障碍,例如,抑郁、焦虑等。研究发现这些问题均可以影响患者的认知水平,并且进行有效的心理干预对脑卒中患者认知障碍的治疗有积极的影响。

娱乐疗法是根据脑卒中患者的认知功能的程度及业余爱好,结合当地条件设计的具有娱乐性的干预方法。这种方法可以形式多样,内容丰富。例如,音乐、阅读、书画、体育活动、轮椅技能训练、适应社会环境的活动等。此疗法主要是强调患者参与娱乐活动的集体氛围和兴趣导向处。通过活动减轻患者的压力、缓解负性情绪,提高合作技巧,进而提高认知功能,改善日常生活能力。

2.87 如何帮助脑卒中后认知功能障碍患者适应日常生活?

脑卒中后部分患者可能由于血管性认知功能障碍而出现记忆力障碍、计算能力下降、思考及解决问题的能力下降、情绪障碍、交流困难等，这些都严重影响患者的日常生活，在积极药物治疗的同时，以下一些小窍门可能帮助患者更好地适应日常生活。

（1）生活规律化，尽可能将每天都要进行的活动固定在相同的时间，比如下午2点看报纸，晚饭后散步等。

（2）将复杂的事情分解成若干个简单易行的小事情。比如，"请客吃饭"这件事可以分成"确定吃饭日期、人数"、"预约餐厅"、"通知客人"等。

（3）遇到必须做的事情应立即完成或写个便笺提醒自己，以免日后忘记。

（4）把重要的东西放在一个固定的地方，以免日后忘记。

（5）闲暇时可以玩"拼图"、"脑筋急转弯"、"纵横字谜"、"数独"等游戏，有助于认知功能的改善。

（6）多与朋友和家人交流，如果有语言困难，可以减慢语速或是利用一些单词卡片、图片以帮助交流。

2.88 脑卒中后能完全康复吗？患者应有怎样的心态？

脑卒中后患者在急性期会出现局灶性的功能缺损（例如瘫痪、语言障碍等），但经过一段时间后部分患者的功能障碍得到改善，原本完全不能动弹的手臂能抬离床面了。这个变化的过程主要是基于脑组织细胞的损伤和代偿。

总的来说，脑卒中后大多数患者的功能会有部分恢复，但完全恢复者较少见。尽管如此，脑卒中患者也不应该放弃康复的希望，要向我们的大脑学习，脑组织细胞在病损后是自觉地、积极地进行功能康复。循证医学已经证实,脑卒中后的康复锻炼是降低致残率最有效的方法。如果在脑卒中后的前3个月内患者的功能有很大程度的恢复,那么这种改善将可能持续甚至数年,但关键是坚持不断的康复锻炼。当然在进行康复锻炼的同时,患者也应该持积极面对功能损伤,抱以积极务实的心态,不断适应功能的缺损、学习新的生活方式。

2.89 评价脑卒中患者运动功能的肌力采用什么方法?

脑卒中最常见、也是最受患者关注的症状是运动功能障碍,表现为肢体无力或瘫痪。临床医生在评价患者运动功能时最常用的指标是肌力。肌力是指主动运动时肌肉产生的收缩力。检查肌力的方法主要是让患者做肢体的伸缩动作,检查者施以阻力与其对抗,测试肌力的大小。考虑到不同个体的肌肉力量的强弱差别较大,医生往往健侧和患侧都进行检查,以做左右对比。临床诊断中,对肌力采用0~5级的评定(表2-7)。

表2-7 肌力的分级

0级	完全瘫痪,测不到肌肉收缩。
1级	仅测到肌肉收缩,但不能产生动作。
2级	肢体能在床上平行移动,但不能抵抗自身重力,即不能抬离床面。
3级	肢体可以克服地心引力,能抬离床面,但不能抵抗阻力。
4级	肢体能做对抗外界阻力的运动,但不完全。
5级	肌力正常。

2.90　如何预防和治疗脑卒中后的肩关节半脱位？

肩关节半脱位是指肱骨头下移，部分脱离肩胛骨的关节盂。这是脑卒中的常见并发症，发病率为17%～81%，尤其在肌张力低下的瘫痪患者中交易出现。肌张力是指肌肉在静止松弛状态下的紧张程度。瘫痪肢体的肌张力降低时（即弛缓性瘫痪），肌肉松弛，被动活动时的阻力减小，关节活动范围增大。在肩关节就失去正常的锁定机制，所以容易出现半脱位。肌张力下降多发生在脑卒中早期，故肩关节半脱位也多数在脑卒中后3个月内发生。肩部及肩关节的活动性在很大程度上影响上肢运动功能的康复，因此必须早期采取措施，预防和治疗肩关节半脱位。

保持肩胛骨的正确位置是预防肩关节半脱位的重要措施，这一点对上肢弛缓性瘫痪的患者尤为重要。平卧时家属可以在患者的肩部和髋部放置枕头或棉垫，以防止肩胛骨后撤。而侧卧位时要使患者的上肢呈肩关节外展、肘关节和腕关节伸直的姿势。

发生关节半脱位后的治疗包括：矫正肩胛骨的位置，恢复肩部原有的锁定机理；刺激肩关节周围肌肉，使之产生肌张力和主动收缩；在不损伤关节及其周围结构的前提下，进行肩关节全关节范围的无痛性被动活动。此外，持续肩关节位置保持训练也可以改善肩关节半脱位。

2.91　如何预防和治疗脑卒中后的肩手综合征？

肩手综合征是指患者患侧的手突然肿胀、疼痛，并出现患侧肩关节疼痛。使手功能受限，严重者可导致手及手指变形，手功能完全丧失，所以应该积极预防，早期发现，早期治疗。

　　家属在对患者进行日常照顾的过程中应尽量避免引起患肢肿胀的因素，坐卧位时避免患肢受压，尽可能不用患肢进行静脉输液，预防患侧肢体受外伤。此外，在康复锻炼的过程中也应该注意适度，避免长时间的让患侧上肢侧方支撑活动。

　　若发生肩手综合征应及时就医治疗，可进行以下治疗方法：① 向心性缠绕压迫手指：可以用1~2毫米的线绳从远端向近端缠绕患手每一手指及手掌，缠到腕关节为止，再逐一解开，每天可反复进行。② 冰水浸泡或冷、温水交替浸泡。这个方法在偏瘫早期效果较好。③ 主动和被动运动：鼓励患者做患手的主动运动，也可让健侧的手帮助患手进行活动。在有疼痛和水肿时不宜进行肘伸展位负重练习。此外家属也可以帮助患者进行被动运动，但应手法轻柔，在无痛范围内进行。

2.92　脑卒中患者在进行肢体的康复锻炼时要注意什么？

　　在康复过程中我们一定要明确肢体不活动或活动过度、活动不恰当都会产生不良后果。

　　脑卒中引起瘫痪，而使肢体处于不活动状态，就会造成废用综合征，表现为肌萎缩、关节挛缩、疼痛、肌肉痉挛等。对于某些处于长期卧床状态的患者，还会出现全身性的症状，包括直立性低血压，静脉血栓形成，甚至精神、情绪及认知的改变。最好的预防措施就是避免长时间的卧床，鼓励肢体的主动和被动活动。

　　但是，一些患者或家属在"急于求成"的心态下，常过早进行步行训练，或者脑卒中后康复锻炼的强度和次数明显超过患者实际的承受范围，使肢体处于过度劳累、过度使用状态，这样适得其反，会造成局部肌肉和关节的损伤。

此外，在康复锻炼中采用不正确的方法、粗暴的关节被动活动，还会引发关节的继发性损害，例如韧带的断裂关节的慢性炎症等。所以对于脑卒中后瘫痪的康复锻炼要注意以下方面：

（1）对于卧床患者，应定时变换体位，避免长时间的卧床，尽可能早期开始坐位训练。

（2）鼓励肢体的主动运动，可以让患者健侧的手帮助患手进行活动。

（3）可以进行肢体被动活动训练、负重训练，被动活动应在一定的关节活动范围，不应引起患者的疼痛。

（4）避免过早对患者进行步行训练，不能强行"步行"。

（5）根据患者的全身情况，遵循少量、多次、逐渐增加的康复原则，安排每日的训练量。

2.93 脑卒中患者何时开始康复治疗为好？康复治疗强度和持续时间是多少？

对脑卒中患者进行早期康复一直是康复领域专家推崇的理念，而康复治疗具体的开始时间将关系到患者能否获得最大程度的功能恢复。目前关于康复治疗开始最佳时间的界定尚无统一认识。我国的指南推荐脑卒中患者尽早接受全面的康复治疗，在病情稳定后即可介入康复评价和康复护理措施，以期获得最佳的功能水平，减少并发症。

虽然关于脑卒中后康复训练的强度和持续时间的研究很多，但是由于存在研究背景的差异，并且康复干预的内容或康复治疗强度界定的标准并不统一，所以康复干预的强度同功能预后之间是否存在强度反应关系（即康复的强度越强，功能的恢复就越好）的证据不足。所以到目前为止没有现成的有关康复强度或持续时间的准则。我国指南认为脑卒中患者的康复训练强度要考虑到患者的体力、耐力和心肺功能情况,在条件许可的情况下,适当增加训练强度是有益的。

2.94 脑卒中急性期有哪些运动功能的康复方法?

患者及家属首先应该了解正确的体位。卧位时取侧卧位、仰卧位交替,经常翻身。床上坐位时可以用大枕垫于身后,髋关节屈曲90°,保持患者躯干的直立,双上肢置于移动小桌上,防止躯干后仰,肘及前臂下方垫枕,以防肘部受压。在身体条件允许的前提下,应尽早离床,采取坐位。

急性期在疾病允许的情况下可进行转移动作的训练,包括:床上的转移(仰卧位的侧方移动和翻身),床上起坐、自床向轮椅的转移、起立等。

急性期上肢的康复:肩部及肩关节的活动性在很大程度上将影响上肢运动机能的恢复。急性期可以采用Bobath握手,方法是:让患者双手掌心相对,患侧拇指在上,十指交叉的握手。这样既能对容易受损的肩关节起到保护作用,又能较好地维持其活动性。此外,在仰卧位和健侧卧位或坐位下可以进行肩胛骨的活动。

2.95 护理者是否应该代替患者完成所有的日常事务,还是帮助患者自己尽力完成?

脑卒中后患者由于功能缺损,尤其是肢体的运动功能障碍无疑会导致日常生活能力的下降,比如不能独立洗澡、穿衣、吃饭、行走等,家属出于患者安全或情感的考量,往往替患者做好所有的日常事务,殊不知这不益于患者的康复。

康复治疗是通过一定训练恢复患者的功能,减轻残疾,最终目的是提高患者的日常生活活动能力,尽可能减少对他人的依赖,这也是大多数脑卒中患者的愿望。但是一部分患者,尤其是老年人,当他们发现原本能轻易做到的事情现在却变得费力了(比如穿衣),部分患者就索性放弃不做了,让家人帮忙。一旦家属做了,他就会期望再次获得帮助,久而久之,他就习惯了对他人的依赖,再也不愿意尝试自己独立完成。

在日常生活中,家属不应该大包大揽,应该留一些"任务"让患者自己做,但一定要注意患者的安全,选择一些患者能力范围内能够完成的事情来锻炼患者的日常生活能力,同时增加患者的康复信心。

2.96 家属如何帮助脑卒中患者进行语言和交流障碍的康复?

语言障碍是脑卒中的常见症状,患者可以表现为表达困难,也可能表现为不理解别人的话、阅读或书写困难。对于语言障碍的脑卒中患者,家属或周围的人多多与患者进行交流,不但可以减少患者的孤独感,满足患者的愿望和需求,还能帮助其语言功能的恢复。日常生活中,还能通过以下方法训练患者的语言功能。

(1)在与脑卒中患者进行交流时要耐心,可以减慢语速,重复语言,有时甚至需要通过手势等方法进行交流。多多鼓励、表扬患者。在交流过程中,有时可对部分的字、词的错误进行矫正。

(2)刺激疗法,即通过对各种感官的言语刺激,例如要学会"苹果"二字时,可写出苹果,读出苹果,呈现苹果,最后还可尝尝苹果味,多感官刺激,重复刺激,要有足够的听刺激。

（3）要从听、说、读、写四方面来训练患者,由简到繁,由易到难,从词句、短句到长句,循序渐进。如患者有构音障碍、找词困难、语句表达障碍、听理解困难、阅读或书写困难等。还可以从这些方面进行训练。

2.97 护理者如何帮助脑卒中患者进行感觉障碍的康复?

感觉障碍包括感觉减退、感觉过敏、感觉异常、感觉倒错等。它虽然也是脑卒中的常见症状,但不及运动症状受人重视。但其实,感觉障碍的恢复对脑卒中患者的日常生活也非常重要。首先由于感觉的丧失和迟钝,患者很容易造成烫伤、创伤以及感染等。其次,脑卒中患者的偏身感觉障碍,特别是本体感觉受累时,往往对躯体的协调、平衡及运动功能有明显影响。再者,多偏瘫患者在运动障碍同时伴有感觉障碍,并且会严重影响运动功能。因此若将感觉训练、运动训练截然分开收效甚微,必须建立感觉–运动训练一体化的概念。

日常护理中,一些简单的方法能帮助患者的感觉功能恢复。可以制备一些简单的物品刺激患者肢体末梢的感觉,提高其中枢神经的知觉能力,就可以使运动功能和感觉功能同时得到训练。

（1）可以在木箱中放置不同形状的东西,例如圆球、方木块,让患者通过触摸判断是什么形状,在患者判断比较准确后,再在木箱中放置不同大小的圆球或方木块,再指示患者用手触摸加以判断区分。

（2）使用木钉盘,比如在木钉外侧用各种材料缠绕,如砂纸、棉布、毛织物、橡胶皮、铁皮等,在患者抓握木钉时,就能感受各种材料的刺激。

2.98 脑卒中患者出院后一个人呆在家里需要家属提供哪些帮助？

脑卒中患者出院回到家中，经过一段时间，有些患者生活基本能够自理或部分自理了。这儿有些小建议，供脑卒中患者和照顾他们的家属参考：

（1）根据运动功能恢复的情况，配置相应的家用轮椅、助步器或拐杖，能帮助患者在家中活动。

（2）要把手机或电话机放在容易拿到的地方，并且把联系人以及紧急电话号码放在身边固定的地方。

（3）将原本放在家中通道的小摆设或小的障碍物（电线等）移除、在有台阶的地方装上扶手、穿防滑的拖鞋等能减少患者摔倒的可能。

（4）将每天服用的药物放置在方便的地方，如有必要，用分时药盒，预先让家人将每天要服用的药物装入相应的小格内。

（5）将常用的生活用品放置在固定的地方，尽量简单，避免爬上爬下、翻箱倒柜。

（6）要将一个灯的开关放置患者的床边，同时晚上需要开个小夜灯过夜。

（7）尽量穿宽松舒适的衣服，纽扣在前面。

（8）利用光线或照明设施使患者的视野变得清晰，并且有助于患者放松心情。

（9）如果是独自在家要很长时间，就应该安排亲戚朋友定期来看望患者。

（10）应该鼓励患者经常和其他脑卒中患者交流、分享生活琐事、生活经验和乐趣。

2.99　脑卒中患者的预后决定于哪些因素?

　　脑卒中的预后受多种因素的影响,包括脑卒中的类型(脑梗死、颅内出血、蛛网膜下腔出血),病灶的部位(脑叶、基底节区、脑干、小脑等),病灶的大小,患者的年龄、发病前的身体状况,发病前的基础疾病和营养状况,发病时的神经功能严重程度,发病时的血压、血糖、体温等情况、急性期的并发症(包括肺部感染、尿路感染、下肢深静脉血栓、上消化道出血、肾衰竭、心脏并发症等),发病后的药物治疗、康复治疗,发病后早期是否有疾病的进展等。

　　目前很难用某一个因素对脑卒中的预后作出评估,世界各国的专家也在不断地研究早期预测脑卒中的观察指标。近期有研究发现,缺血性脑卒中患者的年龄、发病时的白细胞、血糖以及神经功能障碍的程度与梗死的预后关系密切。到目前为止,仍需要大量的研究以得出一致肯定的结论。

2.100　世界卒中日在哪一天? 为什么要定世界卒中日?

　　世界卒中组织(WSO)于2008将每年的10月29日定为“世界卒中日”。世界卒中组织成立于2006年10月29日,由国际卒中协会(ISS)和世界卒中联盟(WSF)两个组织合并而成,为纪念该组织的诞生,特地将每年的10月29日定为“世界卒中日”。

　　脑卒中是一类高发病率、高致残率和高死亡率疾病,是危害人类健康的杀手。据统计,全世界每6个人中就有1个人将在一生中患此病。每6秒钟就有1人死于脑卒中，每6秒钟就有1人因脑卒中而永久残疾。每年有大约1500万人发生脑卒中，大约600万人死于脑卒中，是全球第二大致死原因，也是首要的严重致残原因。在我国脑卒中发病率排名世界第一，并成为中国第一位的死因。正因如此，脑卒中不仅成为医学研究领域的热点，也是各国政府的关注焦点。

3

求诊指南

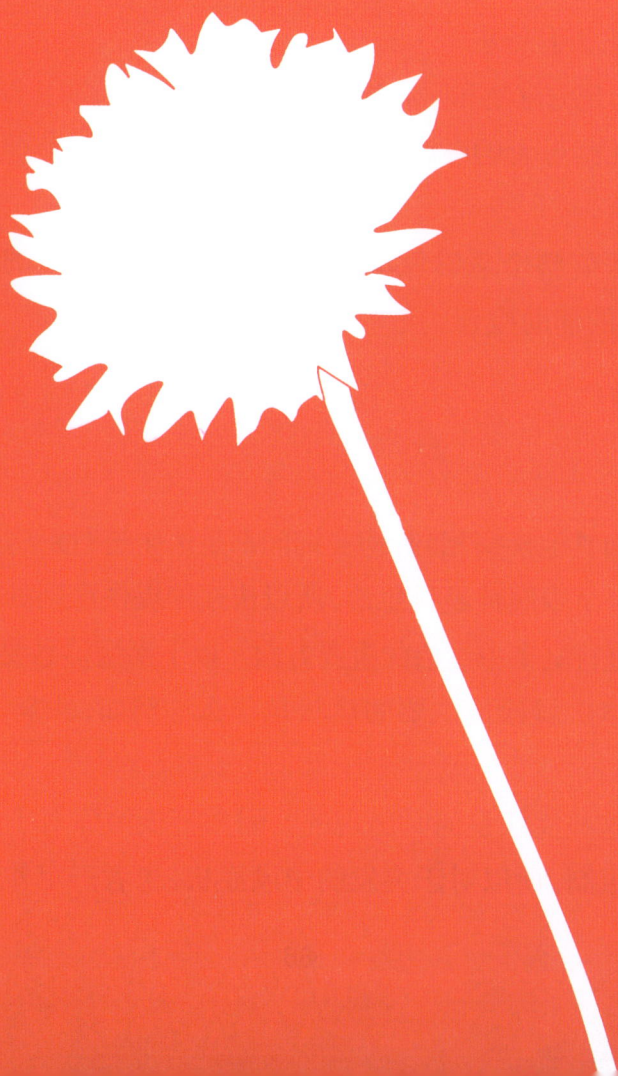

　　脑卒中是神经科急症，如果出现可疑的脑卒中症状，包括肢体无力、言语含糊、感觉障碍、行走不稳等，应该立即就诊，建议呼叫120，由救护车送入医院急诊。

　　当脑卒中患者出现昏迷时，立即拨打"120"，尽快将患者送至附近有资质的医院（能24小时进行急诊CT检查）。

　　在急救车来之前，家属要注意以下几点：

　　（1）应该确定一下患者无症状的最后的时间点，也就是确定发病时间。

　　（2）带上患者以往的病历资料和服用的药物（药盒或说明书）。

　　（3）将昏迷患者，采用侧卧位或将头偏向一侧，以防舌跟后坠和呕吐物阻塞呼吸道。

　　（4）出现分泌物和呕吐物时应立即清除干净，防止误吸和窒息。

　　（5）观察患者的呼吸情况，包括呼吸的频率、节律，口唇及四肢末端颜色。

　　到了医院整个急诊就诊的流程大致包括：病史的询问，体格检查，必要的辅助检查。

3.1　询问病史

　　与任何其他疾病相同，病史询问都是医生进行疾病诊断的第一步。由于脑卒中属神经科急诊，所以快速的提供准确的病史信息是配合医生进行脑卒中诊治的重要方面。以下疾病信息要格外留意。

　　（1）本次就诊最主要的症状是什么？例如，头痛，肢体无力，麻木等。

　　（2）这些症状是何时出现的？因为溶栓治疗对于发病的时间有明确的限制，所以对于突发的中风症状，患者一定要提供尽可能明确的时间,例如早上7点20分。而不是仅仅回答早上或上午。如果是清晨醒来时已经发病,那么就要回忆一下身体完全正常的最后的时间点,例如,前一天晚上9点。

(3)从发病到就医的过程中这些症状有无好转或加重?

(4)以往的病史,包括所患的疾病,例如高血压、糖尿病等,既往的手术或近期进行的创伤性操作,以及平时服用的药物。一定要记得,就诊时应带上以往的病历资料和服用的药物(药盒或说明书)。

如果患者本人无法提供上述信息,一定要有熟悉情况的家属陪同就医。

3.2 体格检查

询问病史之后医生会听诊心肺、测量血压。而神经系统检查主要是评估患者的意识水平、运动、感觉和语言功能等。医生通过上述病史的询问和一些简单的问答基本可以判断患者有无意识、语言和记忆障碍;通过眼球活动、露齿伸舌等动作检查患者有无颅神经损伤。通过让患者做一些肢体的运动动作或维持相应的姿势,同时检查者给予一定的阻力,评估患者的肌肉的收缩力量(即肌力),这样能检测患者有无瘫痪。如果患者肌力正常,还可通过指鼻动作、行走步态等检查患者的共济运动。针刺患者检查痛觉,并通过上下、左右对比来判断患者的感觉障碍。

3.3 辅助检查

如果怀疑脑卒中,医生会进行辅助检查来明确诊断。即便通过询问病史和体检，脑卒中症状非常明确，也需要进行脑部的影像学检查，目的是：① 确定出血性脑卒中还是缺血性脑卒中；② 脑卒中病灶的部位；③ 引起脑卒中的血管病变。

头颅CT扫描：是利用X射线断层扫描建立患者颅脑的三维图像。由于CT扫描迅速且能鉴别出血还是梗死，所以急诊常规进行头颅CT检查来进行脑卒中的诊断。

头颅磁共振检查：是通过磁场产生头颅的三维图像，比CT更清晰。通过磁共振检查不但能看清CT难以发现的微小病灶，通过特殊序列还能区分新发和陈旧病灶。对于症状复杂或CT诊断不明确的患者，磁共振检查还能向医生提供更详细的信息进行诊断和鉴别诊断。

明确诊断之后，需进行颅内外血管病变的筛查。可根据疾病需要选择以下一种或几种检查：血管磁共振（MRA）、CT血管成像（CTA）、颈动脉多普勒超声、经颅多普勒超声、数字减影血管造影（DSA）等。一般这些检查会安排在入院之后或门诊进行。

3.4　其他常规辅助检查

血液检查：常规的抽血化验虽然不能用于脑卒中的诊断，但却能检出其他重要脏器的病变和脑卒中的危险因素。急诊行全血细胞分析、凝血试验、血糖、肝肾功能、血电解质（钠、钾、氯）检查，对患者进行快速筛查。入院后还会进一步进行血脂、甲状腺功能、维生素B_{12}、叶酸、同型半胱氨酸等检查以检出相应的危险因素。

心肺检查：包括常规心电图、胸片、超声心动图，必要时可能需要做动态心电图检查排除阵发性心律失常。

其他可能的检查：

脑电图：对怀疑有癫痫或脑炎的患者需做脑电图检查予以鉴别。

腰椎穿刺检查：对怀疑蛛网膜下腔出血而CT没有明确诊断或怀疑有脑炎的患者应进行此检查予以排除。

通过病史、体检和辅助检查，医生才能做出疾病的诊断，分析疾病的原因，给予最佳的治疗方案，并且初步判断疾病的预后。

3.5 上海市部分二、三级医院一览表

上海市部分二、三级医院一览表

区	名　称	地　址	电　话	网　址
宝山	复旦大学附属华山医院（北院）	陆翔路518号	66895999	http://www.huashan.org.cn
宝山	上海交通大学医学院附属第三人民医院	漠河路280号	56691101	http://www.bghospital.cn
虹口	上海中医药大学附属岳阳中西医结合医院	甘河路110号	65161782	http://www.yueyangyy.com
虹口	上海交通大学附属第一人民医院（北院）	海宁路100号	63240090	http://www.firsthospital.cn
黄浦	上海中医药大学附属曙光医院（西院）	普安路185号	53821650	http://www.sgyy.cn
黄浦	上海交通大学医学院附属瑞金医院	瑞金二路197号	64370045	http://www.rjh.com.cn
黄浦	上海交通大学医学院附属仁济医院（西院）	山东中路145号	58752345	http://www.renji.com

（续表）

区	名　称	地　址	电　话	网　址
黄浦	上海交通大学医学院附属第九人民医院	制造局路639号	63138341	www.9hospital.com
黄浦	第二军医大学附属长征医院	凤阳路415号	81886999	http://www.shczyy.com
静安	复旦大学附属华山医院	乌鲁木齐中路12号	52889999	http://www.huashan.org.cn/
静安	复旦大学附属华东医院	延安西路221号	62483180	http://www.huadonghospital.com
静安	上海市眼病防治中心	康定路380号	62717733	http://www.shsyf.com
浦东	同济大学附属东方医院	即墨路150号	38804518	http://www.easthospital.cn
浦东	上海中医药大学附属曙光医院（东院）	张衡路528号	53821650	http://www.sgyy.cn
浦东	上海交通大学医学院附属仁济医院（东院）	东方路1630号	58752345	http://www.renji.com
普陀	同济大学附属同济医院	新村路389号	56051080	http://www.tongjihospital.com.cn
普陀	上海中医药大学附属普陀医院	兰溪路164号	62572723	http://www.sptdch.cn
松江	上海交通大学附属第一人民医院（南院）	新松江路650号	63240090	http://www.firsthospital.cn
徐汇	上海中医药大学附属龙华医院	宛平南路725号	64385700	http://www.longhua.net

（续表）

区	名 称	地 址	电 话	网 址
徐汇	上海交通大学附属第六人民医院	宜山路600号	64369181	http://www.6thhosp.com
徐汇	复旦大学附属中山医院	枫林路180号	64041990	http://www.zs-hospital.sh.cn/
徐汇	上海交通大学附属胸科医院	淮海西路241号	62821900	http://www.shxkyy.com
徐汇	复旦大学附属眼耳鼻喉科医院	汾阳路83号	64377134	http://www.fdeent.org
徐汇	复旦大学附属肿瘤医院	东安路270号	64175590	http://www.shca.org.cn
杨浦	上海交通大学医学院附属新华医院	控江路1665号	25078999	http://www.xinhuamed.com.cn
杨浦	第二军医大学附属长海医院	长海路168号	31166666	http://www.chhospital.com.cn
闸北	上海中医药大学附属市中医医院	芷江中路274号	56639828	http://szy.sh.cn
闸北	同济大学附属第十人民医院	延长中路301号	66300588	http://www.shdsyy.com.cn
闵行	上海交通大学医学院附属仁济医院（南院）	江月路2000号	58752345	http://www.renji.com/
闵行	复旦大学附属华东医院闵行分院	春申路2869号	62483180	http://www.huadonghospital.com
青浦	上海市青浦区中心医院	公园东路1158号	69719190	http://www.qphospital.com

（续表）

区	名　称	地　址	电　话	网　址
奉贤	上海市奉贤区中心医院	南奉公路6600号	57420702	http://www.fengxianhosp.com
崇明	崇明县中心医院	南门路25号	59612701	
长宁	上海市皮肤病医院	武夷路196号	61833000	http://www.shskin.com
金山	复旦大学附属公共卫生临床中心	漕廊公路2901号	37990333	http://www.shaphc.org
金山	复旦大学附属金山医院	龙航路1508号	34189990	http://www.jinshanhos.org.cn

3.6　专家门诊预约方式

3.6.1　通过"医联网"的预约服务系统进行网上预约挂号

打开医联网主页（http://www.shdc.org.cn）→点击右上角"医联预约服务"→按预约挂号指南进行。

3.6.2　拨打电话95169进行预约（仅收取市话费）

　　预约时需要以下信息：患者姓名、身份证号码、手机号码，预约专家的姓名。复诊患者预约时还需提供医保卡或自费卡卡号。

　　备注：如果老人没有手机，需要家属提供手机，预约成功后就诊的相关信息以短信形式发送到手机上，凭短信挂号。

　　就诊时还需要携带以下物件：患者身份证、医保卡或就诊卡、预约时所提供的手机。

后 记

脑卒中在中国发病率排名世界第一，是我国第一位死因，老年人则是这一疾病的主要高危人群。本书编写目的是让老年人了解脑卒中是一种可预防的临床急症，认识脑卒中发病的可干预的危险因素，重视脑卒中的预防。当然，医学是一门日新月异的科学，随着科技的不断发展，脑卒中的防治理念也不断更新。本书参考了大量国内外相关进展，提供了脑卒中方面最新的防治理念与知识。

本书编写过程中，得到上海市学习型社会建设与终身教育促进委员会办公室和上海市老年教育教材研发中心领导的支持与帮助，获得医学界前辈和同仁的指导，尤其是刘念椿老师在患者求医诉求、本书提纲结构、语言表述等方面给予许多指点。这些帮助让我受益匪浅，在此深表谢意。

本书难免有不足之处，希望大家予以指正。

耿介立

图书在版编目(CIP)数据

老年人脑卒中100问/上海市学习型社会建设与终身
教育促进委员会办公室. — 2版. — 北京:科学出版
社,2015.7
上海市老年教育普及教材
ISBN 978-7-03-044479-0

Ⅰ.①老… Ⅱ.①上… Ⅲ.①老年人—脑血管疾病—
防治—问题解答 Ⅳ.①R743-44

中国版本图书馆CIP数据核字(2015)第114880号

老年人脑卒中100问
上海市学习型社会建设与终身教育促进委员会办公室
责任编辑/潘志坚　朱　灵　叶成杰

斜 学 出 版 社 出版
北京东黄城根北街16号　邮编:100717
www.sciencep.com
上海锦佳印刷有限公司

开本787×1092　1/16　印张7　字数81 000
2015年7月第二版第二次印刷

ISBN 978-7-03-044479-0
定价:26.00元